ENCYCLOPÉDIE-RORET.

NOUVEAU MANUEL

SUR LES DANGERS

DE

L'ONANISME.

AVIS.

Le mérite des ouvrages de l'*Encyclopédie-Roret* leur a valu les honneurs de la traduction, de l'imitation et de la *contrefaçon*. Pour distinguer ce volume il portera, à l'avenir, la *véritable* signature de l'éditeur.

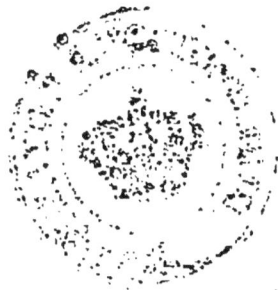

MANUELS-RORET.

NOUVEAU MANUEL

SUR LES DANGERS

DE

L'ONANISME,

ET CONSEILS

RELATIFS AU TRAITEMENT DES MALADIES
QUI EN RÉSULTENT,

Ouvrage nécessaire aux pères de famille et aux instituteurs;

PAR J.-L. DOUSSIN-DUBREUIL,

Docteur en médecine de l'ancienne Faculté; Membre de l'ancienne
Société centrale et du comité de Vaccine près S. Exc. Mgr. le mi-
nistre de l'Intérieur; de la société royale académique des Sciences,
de celle de médecine pratique de Montpellier; Médecin titulaire du
bureau de charité du 10e arrondissement de Paris, etc.

Nouvelle édition,

REVUE, CORRIGÉE ET AUGMENTÉE,

PAR J. MORIN, DOCTEUR EN MÉDECINE.

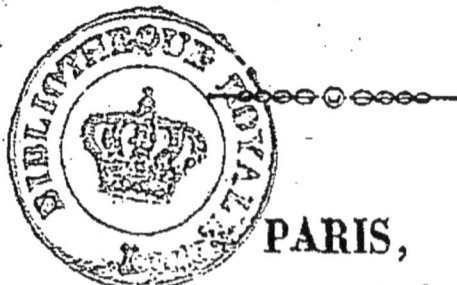

PARIS,

A LA LIBRAIRIE ENCYCLOPÉDIQUE DE RORET,

RUE HAUTEFEUILLE, N° 10 BIS.

1839.

PRÉFACE.

Entraînés par leurs penchans vicieux, les anciens avaient inventé tout ce qu'il était possible d'imaginer, pour satisfaire à leurs passions les plus honteuses : aussi l'on voit, parce qui nous reste des Grecs et des Romains, que les désordres chez eux se manifestèrent jusque sur les places publiques, et dans les derniers temps de cette Rome si imposante encore, ne payait-on pas au fisc, pour commettre sur soi-même des monstruosités.

De là l'obligation d'offrir des remèdes et des moyens de soulagement aux malheureux attaqués des maladies et des infirmités, inévitables résultats de leurs excès ; notre propre inclination au vice, et tous les monumens qui nous restent de la débauche des anciens firent arriver cette peste jusqu'à nous ; c'est pourquoi à chaque siècle on a vu paraître des hommes vertueux et des hommes déhontés ; dans cette situation le mal allait toujours en croissant. Ce ne fut pas assez des traditions, il manquait à la France un ouvrage spécial sur les dangers de l'onanisme : celui de *Tissot* parut ; il y démontre non-seulement les suites affreuses de ce vice destructeur , mais encore en véritable ami de l'humanité , il a fait tout ce qui dépendait de lui pour arrêter la détérioration , suspendre le dépérissement , rétablir la langueur qui en sont les résultats. Tout en considérant dans son principe la monomanie qui porte à son exécution , il a cherché à prévenir le terme fatal auquel parviennent si promptement tant de malheureux qui s'y laissent entraîner en exposant leurs remords et leurs regrets; il a confirmé l'inévitable et triste influence de leurs plaisirs si peu durables , sur tout le reste de leur vie. C'est en les rendant à la société, puis qu'ils périssaient sans lui, que ses avis furent très-utiles aux hommes perdus de débauche , comme à ceux qui sont ennemis de ce vice contre lequel il inspire une juste horreur par les exemples qu'il en rapporte.

C'est dans l'espoir d'obtenir aussi l'estime des gens de bien , que nous publions ces *lettres sur les dangers de l'Onanisme* , car d'après tout ce qui a été dit par notre devancier sur ses terribles effets , nous avons ajouté un grand nombre d'exemples , dont nous avons été témoins, et qui se sont passés sous nos yeux pendant le cours de notre longue pratique ; plusieurs nous ont été transmis par les malades eux-mêmes , et nous les rapportons tels qu'ils les ont écrit, pour ne rien changer à l'intérêt qu'ils nous ont inspiré : l'un d'entre eux termine par ce qui suit.

« Vous le dirai-je, monsieur, celui qui
» vous écrit dans ce moment s'est rendu
» coupable d'un pareil crime, j'ai honte
» de vous en parler, mais c'est par la con-
» fiance que votre ministère m'inspire et
» d'après la lecture de vos *lettres sur les*
» *dangers de l'onanisme* que je vous en fais
» l'aveu ; tout ce que vous y rapportez
» m'a fait beaucoup penser , et je suis
» bien persuadé que tous les avantages qui
» doivent en résulter pour l'humanité ,
» étaient votre seul but. »

DISCOURS

PRÉLIMINAIRE.

Toutes les Lettres dont se compose ce livre sur les dangers malheureusement trop communs de l'onanisme on été écrites pour l'instruction d'un jeune homme qui se destinait à la médecine; comme dès sa plus tendre enfance il s'était livré à cette passion avec une fureur aussi persévérante qu'elle était aveuglement coupable, comme elle lui était devenue en quelque sorte nécessaire, et le plus souvent nuisible, ce n'est pas sans rougir qu'il nous l'avoua: il se décida donc autant pour se délivrer d'une aussi dengereuse habitude, que pour bien connaître son véritable mode de traitement. Heureusement pour lui qu'il était encore temps, et comme il n'était pas arrivé au dernier degré de dépérissement, nous avons eu la satisfaction de le rendre à sa première santé.

J'ai beaucoup hésité à publier cet ouvrage, c'est qu'en consultant les travaux des hommes célèbres qui n'ont point dédaigné de s'occuper du même sujet, j'avais trouvé plusieurs faits à peu près semblables à ceux qui sont consignés dans nos lettres confidentielles. Mais comme dans la longue carrière que j'ai parcourue en observateur, je n'ai point cessé d'être témoin, souvent trop véridique, de la progression effrayante des ravages de la masturbation dans les deux sexes, pourquoi me refuser à publier mes considérations sur les terribles effets de l'onanisme ; je me suis donc décidé à écrire après les Tissot, les Salzman, les Campe, les Gottlieb Wogel, etc., etc. ; mes observations confirmées par l'expérience ne serviraient qu'à appuyer ce qu'ils ont dit qu'elles pourraient encore avoir leur degré d'utilité sous plus d'un rapport.

Quoi qu'il en soit l'on sera peut-être étonné de ce que j'ai entretenu sur une matière aussi importante un jeune homme que l'on doit supposer âgé tout au plus de vingt ans, et que je me sois en même temps déterminé à le diriger par mes conseils, dans ce qu'il pourrait faire pour détourner ses camarades et devenir leur médecin ; mais pour peu que l'on ait étudié le caractère des jeunes gens, on doit avoir remarqué qu'ils se confient volontiers les uns aux autres, tandis qu'ils se tiennent presque dans une sorte de réserve vis-à-vis des personnes âgées. D'ailleurs, les remèdes dont je lui confiais l'administration étaient trop simples pour nuire, et en outre je lui recommande d'inviter ceux dont la maladie serait grave à recourir aux conseils des médecins.

Je le répète, les jeunes gens se confient volontiers les uns aux autres leurs défauts; ce n'est qu'avec beaucoup de peine et lorsqu'ils craignent de périr qu'ils font connaître aux hommes de l'art la source de leurs maladies, toutes les fois qu'elle existe dans les excès de l'onanisme; encore en est-il un grand nombre qui aiment mieux mourir, ou qui font des aveux si tardifs, qu'il n'existe plus aucun moyen de les sauver.

J'apprends à l'instant même la mort d'un fils unique âgé de quinze ans. Ce malheureux jeune homme n'a avoué qu'il s'était masturbé que lorsqu'il s'est vu près de quitter la vie.

Depuis que la dernière édition de cet ouvrage a paru, on rencontrera dans le nombre des malades que j'ai observés avec plus d'attention, parce qu'ils m'offraient des symptômes particuliers, des exemples de jeunes gens attaqués d'épilepsie, ou atteints de phtysie pulmonaire, par suite des excès d'onanisme.

J'ai aussi rapporté plusieurs faits qui contribueront selon moi à prouver combien il importe d'exercer la plus grande surveillance, lorsqu'on est chargé de l'éducation des adolescents de l'un ou de l'autre sexe; comme il faut avoir des attentions parti-

culières sur tous leurs mouvements, car
assis, debout, levés ou couchés, ils dissi-
mulent sans peine ce qu'ils désirent obtenir; en les prenant même sur le fait ils
nient les vérités les plus évidentes, ils
mettent tout leur savoir à échapper aux
investigations les plus précises, et surtout
à celles du médecin; lorsqu'il est appelé
pour remédier aux accidents survenus par
suite des mêmes excès (1).

Mais lorsque je parviens à indiquer, par
mes observations pratiques, les signes ir-
récusables auxquels on doit reconnaître
les individus des deux sexes qui se polluent, si je les appuie par celles des médecins qui m'ont devancé, j'ose avec raison
me persuader qu'elles seront d'autant plus
justes qu'elles résultent d'une longue pratique; puissent-elles être lues avec fruit
par les parents ainsi que par tous ceux
auxquels l'éducation première des enfans
se trouve confiée jusqu'à l'adolescence,
mon but serait atteint et mes intentions
remplies.

A ces faits confirmés par l'expérience,
si l'on ajoute que le plus souvent dans

---

(1) Dans l'ouvrage que j'ai publié en 1824 sur
cette dernière maladie, j'ai cité plusieurs faits qui,
j'ose l'espérer, contribueront à faire reconnaître la
nécessité de surveiller les jeunes gens dont la plupart ont
l'art d'échapper aux recherches les plus scrupuleuses
et qui, une fois atteints d'accidens graves, adressent
de vifs reproches à ceux qui les ont élevés.

toutes les affections qui résultaient des
excès de l'onanisme , mes consultations
écrites ou verbales se faisaient autant
pour en reconnaître le véritable caractère,
que pour déterminer le meilleur parti qui
serait à prendre afin de les traiter avec
succès ; mais très-souvent aussi comme
le malade ne voulait pas convenir de s'être
livré à la masturbation, comme il s'obstinait
à nier la vérité, et tous ses indices les
plus palpables , alors elles n'avaient lieu
que pour lui plaire ou pour satisfaire la
vanité du médecin chargé de son traitement;
c'est pourquoi dans plusieurs circonstances
elles lui étaient plus nuisibles que véritablement utiles; mais pour éviter ces inconvé-
véniens, lorsque nous étions consultés dans
des cas graves, et par tout où nous nous
sommes rencontrés avec nos collègues, nous
avons toujours été dirigés par des intentions
droites, et jamais nous ne nous sommes
prêtés à des motifs de pure complaisance;
enfin sans blâmer personne nous avons
donné notre avis avec autant de franchise
que de fermeté en refusant de condescendre
à des idées ou autres égards qui eussent été
préjudiciables au malade pour lequel on
réclamait notre avis.

Mais si l'art de consulter judicieusement
par écrit est généralement considéré
comme une des branches les plus délica-
tes de l'art de guérir, c'est aussi pour
bien apprécier tout ce qui dépend non-
seulement de la masturbation instantanée,

2

mais encore du résultat de ses jouissances trop souvent répétées qu'il est besoin d'avoir des connaissances acquises par une longue expérience, car elles sont tellement fugitives et si passagères, dans leur réalité, qu'il est extrêmement facile de les nier : c'est alors qu'il est besoin de prévoir ce qui doit arriver, et de déterminer en même temps le meilleur parti à prendre lorsqu'il faut surtout empêcher des habitudes ou remédier à des excès trop longtemps prolongés.

Ces deux circonstances devront donc être considérées :

1º Dans les efforts de la nature dont l'individu peut encore se trouver susceptible, quoique depuis long-temps soumis à son malheureux penchant.

2º Dans la puissance des moyens curatifs auxquels il devra être soumis pour éteindre complètement en lui toute tentative, ou désir de recommencer.

3º Enfin, dans le choix motivé de tous les moyens hygiéniques nécessaires, et des opérations manuelles, s'il en est besoin, pour arriver à un parfait rétablissement; car dans toutes les maladies et surtout dans les cas complexes qui résultent de l'onanisme pour prévoir quelle en sera la terminaison, il est nécessaire d'en rapprocher toutes les circonstances, savoir ce qui a précédé, parfaitement connaître le présent, prévoir autant qu'il est possible l'avenir, enfin ne jamais perdre de vue qu'il y a deux points également importants.

Soulager et ne pas Nuire.

D'après ce qui vient d'être dit, j'ose donc me flatter que mes jeunes confrères qui liront mon ouvrage y puiseront les notions qu'on ne peut acquérir qu'autant que les occasions d'observer se présentent fréquemment; j'ose même croire qu'il sera lu avec empressement par les pères de famille et les personnes chargées de l'éducation de la jeunesse.

LETTRES

SUR LES DANGERS

DE

L'ONANISME.

PREMIÈRE LETTRE.

M.****, étudiant à Bordeaux.

Paris, ce 17 Février 18...

Comme je vous l'ai dit plusieurs fois, pour acquérir les connaissances qui forment le véritable médecin, il faut le concours de plusieurs circonstances, savoir : la nature, c'est-à-dire l'aptitude ou les dispositions naturelles, les préceptes ou l'enseignement, j'ajouterai outre cela un lieu propre à ce genre d'études, le temps, un travail aussi opiniâtre que soutenu, qu'il importait beaucoup de commencer dès sa plus tendre jeunesse, c'est pourquoi je vous félicite d'abord de réunir toutes ces qualités ; mais ensuite vous me comblez de joie, monsieur, en m'apprenant que vous avez entièrement renoncé à votre funeste habitude ; ainsi vous échapperez à une mort prématurée et vous redeviendrez beaucoup plus disposé à profiter de votre aptitude au

travail et de votre assiduité pour l'étude. Mais rap-
pelez-vous que vous ne serez jamais bien sûr de vous-
même, et que vous ne profiterez réellement de la
victoire que vous avez remportée qu'autant que votre
âme deviendra pure, libre et entièrement exempte
de tout souvenir lubrique et solitaire. Lorsque la médecine, que vous vous proposez d'étudier, vous sera
devenue un peu plus familière, vous connaîtrez toute
la profondeur de l'abîme dans lequel vous vous préci-
pitiez; vous en serez d'autant plus persuadé que c'est
en assistant par obligation au spectacle terrible et
instructif des suites inévitables de l'onanisme que vous
pourrez encore bien mieux les juger.

Loin de vous conseiller, monsieur, d'abandonner
ceux de vos amis qui vous ont initié au vice de la masturbation, je vous engagerai à prendre le plus grand
intérêt à leur sort. Vous le savez, celui de la plupart
d'entre eux est digne de toute notre sollicitude; hâtez-
vous donc de les instruire du changement qui s'est
opéré en vous et des motifs qui l'ont produit; dites
leur que vous avez juré de conserver dans vos mœurs
une pureté inaltérable, pressez-les de suivre votre
exemple en cessant d'outrager la nature. Représentez-
leur à quelle foule de maux ils s'exposent. Enfin,
monsieur, regardez comme une belle œuvre de les
faire participer aux avantages qui doivent résulter
pour vous de toutes les vérités que je vous ai déjà
exposées au sujet de la masturbation.

Enfin comme il ne faut pas vous contenter d'en
avoir pris la ferme résolution, mais que vous désirez
encore suivre les vertus de votre état d'après toutes
les qualités de l'esprit et du cœur dont je vous connais
susceptible, vous me promettez de faire aussi tous
vos efforts pour ne pas vous écarter du chemin qui vous
est tracé et dans lequel j'ai eu le bonheur de vous
ramener.

Mais comme je ne doute point que vous n'éprouviez
beaucoup de difficulté à les convaincre de l'irrégularité
de leur conduite, comme ils trouveront aussi singulièrement exagéré tout ce que je vous ai fait connaître
et le langage que je vous ai tenu, aussi je joins à

cette lettre plusieurs extraits des mémoires qui m'ont été adressés ou apportés par des malades qui ne devaient leur situation, bien malheureuse sans doute, qu'à des excès du même genre.

J'ai l'honneur d'être, etc.

PREMIER EXTRAIT.

Né de parens sains, je suis près d'atteindre ma vingt-deuxième année. Jusqu'à l'âge de quinze ans, je n'avais connu d'autres plaisirs que ceux dont l'enfance éprouve une vraie satisfaction, et que l'on aime tant à se rappeler dans le cours de la vie ; je n'éprouvais d'autre passion que pour l'étude, et d'autre bonheur que de plaire à ceux de qui je tenais mon existence ; pourquoi faut-il qu'il se trouve partout de ces monstres qui mettent toute leur félicité à se faire des complices. Je ne crois point, Monsieur, qu'aucun sort ne puisse être comparé au mien, quoique depuis trois ans j'aie cessé, mais sans doute trop tard, de recourir à ces pratiques infames dont les effets ont été si terribles pour moi que la vie m'est devenue un véritable fardeau. Mon sommeil est sans cesse troublé par des rêves affreux, et souvent par une oppression qui me fait craindre d'être à chaque instant étouffé. Cela me fatigue d'autant plus, que je ne peux plus réparer mes forces par le repos, au contraire, l'état d'anxiété dans lequel je suis excite en moi une agitation nerveuse spasmodique continuelle qui me fait beaucoup souffrir ; quelque soit ma nourriture mon estomac ne digère plus qu'avec la plus grande difficulté, ma maigreur est extrême, elle approche du marasme ; j'ai le teint pâle, livide, souvent plombé, les yeux caves, cernés, les pupilles très dilatées, la lumière n'y produit plus qu'une impression si faible que je ne puis plus lire deux minutes de suite.

DEUXIÈME EXTRAIT.

« D'après ce que j'ai lu dans votre livre sur l'épilepsie (1), et dans Tissot, je ne doute pas, monsieur, que la m asturbation, de même que tout autre excès dans les plaisirs vénériens auxquels je me suis livré depuis que j'ai l'âge de connaissance ne soient la cause première de l'épilepsie dont je suis atteint depuis l'âge de douze ans. J'en ai actuellement vingt-quatre et demi; ma taille est de cinq pieds cinq ou six pouces; je suis bien conformé, et n'ai point l'extérieur d'un homme malade. Cependant je dois vous avouer qu'étant écolier toutes les fois qu'il me prenait envie de suivre l'exemple de mes camarades, très peu de temps après avoir terminé j'éprouvais une céphalalgie gravative, (mal de tête avec pesanteur sur le cerveau) qui me devenait insupportable. On me saigna, on employa des délayans; mais cela n'empêcha pas mes maux de tête de revenir de temps à autre, et à douze ans je fus atteint, pour la première fois, d'une attaque de nerfs qui n'était autre chose que l'épilepsie, affection convulsive qui depuis ne s'est renouvelée que trop souvent et qui devient de jour en jour encore plus terrible. Non, monsieur, je n'en doute point, c'est à la triste habitude que j'ai contractée pendant mes jeunes années, de me procurer des pollutions fréquentes, que je dois l'affreuse maladie pour laquelle j'ai recours à vos conseils.

Je suis devenu d'une timidité sans exemples peut-être : le moindre objet m'effraie; les menaces d'un enfant de dix ans ébranlent mes nerfs ; je suis incapable de m'appliquer à rien de sérieux; la moindre contention d'esprit peut amener un accès. Plaignez-moi, monsieur, ayez pitié de ma position affreuse.

Autre Exemple.

J'ai quarante-huit ans, mon embonpoint est assez

---

(1) De l'Épilepsie en général, et particulièrement de celle qui est déterminée par des causes morales. M. Roret, libraire à Paris, rue Hautefeuille, a publié la 2e édition sous le format in-12.

bien proportionné quoique d'un tempérament lym-
phatique, ma pâleur habituelle ne cesse que très
peu de temps avant mes accès qui depuis un an ont
pris la marche périodique. Après le moindre attouchement vénérien je ressens un gonflement particulier des artères de la face, une mobilité singulière
dans l'imagination, je n'éprouve qu'un sommeil continuellement interrompu par des pollutions douloureuses, pénibles, fatiguantes; pendant la journée
j'éprouve quelquefois des mouvements contractiles dans
les doigts, mes bras, mes jambes sont continuellement agités, les pupilles dilatées sans contraction,
les pieds roidissent ; il survient anxiété, douleur
abdominale, tremblement général, le pouls est dur,
serré, alternatif ;.... l'accès se prononce par un
mouvement brusque, spontané.

Une extension générale des membres, tantôt mes
yeux restent ouverts et agités de mouvements convulsifs, souvent ils sont complètement fermés, la
langue mordue sur les côtés, la voix et la parole
entièrement nulles, la poitrine se gonfle par alternatives souvent très rapprochées, la respiration est
forte, suspirieuse, quelquefois stertoreuse ; depuis
long-temps les évacuations alvines suivent la marche
des accès, alors elles sont très mal élaborées, l'urine
est briquetée, sédimenteuse.

Souvent je tombe comme une masse ; d'autrefois je
reste dans la situation où l'accès me surprend ; je
rends par la bouche une salive épaisse, écumeuse ;
et lorsque je reviens à moi, je n'ai plus aucune
connaissance de ce qui est arrivé ; quelquefois la récidive est prompte, d'autres fois j'en éprouve trois
ou quatre petites dans un seul jour, alors je suis
courbaturé, et je conserve encore long-temps un
point douloureux fixé sur les vertèbres dorsales.
Comme la prostration dans laquelle je tombe après
l'accès se manifeste en raison de la durée et surtout
de sa violence il en résulte que je souffre continuellement et que je ne peux plus jouir de la somnolence,
ou du sommeil qui en était le plus ordinairement la
suite immédiate ; des flatuosités de toutes espèces

ajoutent encore à mon tourment; tantôt j'éprouve des besoins de manger si pressants, qu'il m'est impossible de satisfaire à mon appétit. Doué d'une sensibilité nerveuse excessive, je suis jeté hors de moi-même par la cause la plus légère; toujours extrême dans mes affections, je passe rapidement d'une émotion vive à toutes celles qui me sont contraires; je ne fais plus que traîner partout mon existence. Comment donc faire pour sortir d'une situation aussi cruelle, et qui dure depuis aussi long-temps?

Vous verrez, Monsieur, par l'extrait suivant, que les jeunes personnes sont aussi sujettes à l'épilepsie, pour la même cause.... La demoiselle pour laquelle on demande votre avis est âgée de seize ans, elle a éprouvé il y a un an pour la première fois et d'après une habitude assez connue, (l'onanisme) un accès de spasme dans tous les membres, avec perte de connaissance qui persista pendant près d'un quart d'heure, et qui fut considéré comme une simple affection nerveuse; depuis ce temps les accès se sont renouvelés à des intervalles plus ou moins éloignés, et maintenant ils reviennent presque régulièrement tous les quinze jours : ils sont précédés par un malaise général. Une sorte de resserrement à l'estomac, le sommeil est habituellement inquiet, agité; il y a de temps en temps des palpitations au cœur, souvent du froid aux pieds, un frissonnement général, et ils sont accompagnés de perte de connaissance et de mouvement dans les muscles des membres, même dans ceux de la face; enfin il y a dans l'accès, écume à la bouche, respiration stertoreuse (ronflement), et souvent la malade se mord les côtés de la langue, elle revient à elle en poussant de grands soupirs, et toutes les déjections s'opèrent sans qu'elle s'en doute : ce n'est qu'après la crise qu'elle est à même de s'en apercevoir.

Vous voyez donc, Monsieur, que d'après cet ensemble de symptômes, il ne peut y avoir aucun doute sur la nature de cette affection, que c'est une épilepsie bien caractérisée, et que si l'on se borne à la désigner comme une attaque de nerfs, c'est seulement pour ne pas alarmer la malade et par prudence. Cette réserve est seulement pour ne pas causer trop d'inquiétude à sa famille.

TROISIÈME EXTRAIT.

Je commence par vous avouer, Monsieur, que je me suis adonné à la masturbation depuis l'âge de quatorze ans jusqu'à celui de dix-huit ans, époque à laquelle j'ai été obligé de prendre le parti des armes. L'apparence d'une santé ordinaire ne me permit point de me faire dispenser de mon service dans lequel je suis resté près de deux ans. Il est impossible de vous décrire tout ce que j'ai souffert; et encore, monsieur, mes souffrances n'auraient rien été pour moi, si je ne m'étais souvent représenté le malheur de ceux de mes camarades que j'avais pervertis; parmi eux ils s'en trouve plusieurs qui sont morts des suites du vice que je leur ai enseigné, après avoir enduré les douleurs les plus affreuses et fait le désespoir de leur famille.

Voici maintenant ce que j'éprouve et qui m'inquiète beaucoup, car comment deviner ce que cela deviendra par la suite, c'est une prostration générale accompagnée d'une sorte d'engourdissement, qui me rend la station et la progression plus ou moins lente ou difficile, et me gêne beaucoup dans les divers mouvemens des membres; cet état que j'ai constamment remarqué depuis que je connais l'influence des excès d'onanisme dont je me suis rendu volontairement victime, fait successivement et graduellement des progrès. L'engourdissement augmente surtout dans la jambe gauche, car elle tremble, et j'y éprouve parfois des crampes dans tous les orteils, enfin deux ou trois heures après avoir mangé, j'ai la tête étonnée, surprise, et je crains de tomber; tout ce que je ressens aujourd'hui fut d'abord passager, quelquefois général, mais depuis un an cela devient presque régulier et pour ainsi dire chronique; suis-je menacé d'épilepsie?

QUATRIÈME EXTRAIT.

Je suis célibataire et âgé de trente-cinq ans, mais depuis que je me connais, Monsieur, j'éprouve des incommodités si variables et tellement compliquées, qu'il me serait impossible d'en assigner la véritable cause; il ne me reste donc d'autre parti à prendre que de vous détailler, en remontant à sa source, l'histoire et les variations de la maladie pour laquelle je vous écris.

« L'époque des maux dont je me plains est celle de l'âge de puberté. Ils paraissent être la suite d'excès du genre le plus pernicieux : pendant les dix-huit mois à peu près qu'ont duré ces excès, je ne me suis aperçu du changement qui s'opérait en moi que par la perte de la mémoire et une sorte de stupidité. Peu de temps après, je tombai dans une mélancolie et des vapeurs inquiétantes, mais jusqu'à-lors sans accidens graves. Cet état s'accrut sensiblement et en peu de temps. Les maux parurent redoubler, les fonctions de l'estomac et des intestins se firent mal, l'urine devint plus rare, plus difficile et son émission me causait à chaque fois des cuissons, avec des chaleurs très douloureuses dans toute l'étendue de l'urtère et qui se propageaient depuis les reins par la vessie jusqu'à l'extrémité du gland. L'abandon total de mon habitude et le grand air ont fait disparaître pour quelque temps les vapeurs, dont aucun remède n'a pu depuis empêcher le retour. Quant à la faiblesse d'estomac et du genre nerveux, elle n'a point cessé, et j'ai vécu depuis près de vingt ans dans les alternatives de santé toujours faible, et d'incommodités graves. J'éprouve surtout, depuis plusieurs années, des douleurs tantôt vagues et tantôt au côté gauche de la tête, et de légers spasmes dans la partie droite du corps, ainsi qu'une constipation opiniâtre qui nécessite l'usage des lavemens. Les moindres variations de l'air, et surtout des brouillards, augmentent mon malaise. Telles sont, monsieur, les diverses affections pour lesquelles je désire avoir votre avis ; si dès ma naissance ma constitution individuelle fut bonne, pourquoi faut-il que j'aie traîné continuellement une aussi pénible existence, on aurait certainement pu me garantir avec les seuls motifs de la religion ; puisque ce n'est qu'à elle que je dois d'avoir abandonné toutes mes habitudes plus que vicieuses, si elles n'étaient pas criminelles ; sans doute il est trop tard maintenant pour que je puisse espérer mon retour à la santé, en comptant sur un rétablissement parfait.

P. S. Le jeune homme dont j'avais partagé les goûts désordonnés, et dont je vous ai parlé au commencement de ma lettre, était âgé de dix-huit ans, la masturbation qui n'avait pas encore discontinué, et à laquelle il se livrait toujours avec excès, l'avait si fort hébété qu'il était devenu complètement stupide : il avait même tellement perdu la mémoire qu'il ne se rappelait pas son père, quelque fut leur entretien l'un avec l'autre. Cette situation déplorable n'avait rien diminué de son appétit, de ses désirs, ou des besoins de manger qu'il satisfaisait en vrai glouton. Comme les masturbateurs, il marchait, allait, venait machinalement sans remuer, sa tête appuyée sur sa poitrine ; dans ses regards il avait toujours l'air fortement préoccupé, il était impossible de le faire demeurer en face de quelqu'un, et lorsque dans une chambre il y avait quelques personnes, il leur tournait le dos ; si l'on cherchait à lui prendre la main, il réunissait ce qu'il avait de force pour la retirer et se débarrasser ; lorsqu'on voulait le faire porter en avant, il piétonnait à reculons comme les écrevisses, et s'il frappait ce qu'il rencontrait, vite il se retournait en sens contraire, ce qui indiquait très certainement un état de monomanie, aussi triste qu'il était incurable, causé par les terribles effets de la masturbation.

CINQUIÈME EXTRAIT.

Jusque vers la fin de ma onzième année j'étais encore dans l'innocence, je n'avais même jamais pensé à rien de ce qui pouvait distinguer les deux sexes, lorsqu'un camarade de la pension où j'étudiais m'instruisit en me montrant à me détruire moi-même ; c'est en effet depuis que je me suis livré à la masturbation que mes souffrances n'ont pas cessé un seul instant, et comme je n'en ai pas discontinué l'habitude jusqu'à l'âge de vingt un ans je me suis tellement ruiné la santé, que mes forces vitales n'ont jamais pu reprendre

le dessus ; je suis tombé dans une maigreur si effrayante que c'est à peine si la peau me recouvre les
os ; imaginez-vous un être dont le teint est pâle et
plombé, dont le corps n'offre plus qu'un squelette
sur lequel une peau rugueuse paraît être collée, vous
aurez une idée du triste état où je me trouve réduit.

Mais ce marasme ne ferait rien, Monsieur, sans les
maux que j'endure avec une impatience que redouble
encore le repentir de mon crime ; dans mon désespoir
la douleur devient tellement aiguë, vive et lancinante
qu'elle m'arrache des cris si horribles qu'il est des nuits
entières où personne ne peut reposer autour de moi ;
tout me déplaît, et je m'emporte souvent contre mes
parens et mes amis, lors-même qu'ils cherchent ou
s'occupent de me rendre des services dont je ne puis
me passer ; je ne songe point à guérir, car je me
regarde aujourd'hui comme incurable, je ne vous
demande qu'un adoucissement à des maux dont la
mort seule sera le terme.

NOTA. L'on a beaucoup d'exemples qui servent à prouver
que toutes les tortures physiques et morales, produites par
la masturbation, sont susceptibles de devenir d'autant plus
atroces et cruelles pour l'individu qui s'est exposé en s'y
livrant avec excès, qu'elles peuvent se prolonger indéfini-
ment en éloignant toujours le terme fatal qu'ils appellent à
grands cris ; il est même constant qu'elles ne sont pas
encore suffisantes pour les modérer, les retenir, encore
moins empêcher leur malheureuse propension, à porter les
mains sur eux en rendant les derniers soupirs.

Se polluit moriens deficiente manu!

SIXIÈME EXTRAIT.

« Je vais, autant qu'il me sera possible, répondre
aux différentes questions contenues dans votre dernière lettre. Je suis âgé de trente-deux ans, et de toute
ma famille le premier atteint du mal pour lequel je
vous consulte : il semble qu'il soit en entier dans ma
tête, qui est toujours embarrassée au moment de la
crise ; mon teint est un peu pâle ; mes dents sont
vilaines et ne tiennent pas très-bien dans leurs
alvéoles ; ma peau est constamment dans un état de

sécheresse douloureuse, mes digestions sont pénibles, lentes et laborieuses. Voici la description de mes accès; elle m'a été donnée par un de mes amis, qui plusieurs fois en a été témoin : je fais un demi-tour, en frappant involontairement de la plante du pied sur le carreau; ensuite je tombe par terre, les membres allongés et roides, les mâchoires serrées, et la pointe de la langue prise entre les dents (celles qu'on nomme incisives); ma figure et mes mains deviennent livides. Point de doute, monsieur, que mon malheureux état ne soit le résultat des pollutions multipliées que je me suis procurées moi-même, puisqu'avant, c'est-à-dire jusqu'à seize ans, je jouissais d'une santé dont la bonté était attestée par la fraîcheur de mon teint. J'ai été long-temps à m'apercevoir de ma triste position; mais aujourd'hui il me devient d'autant plus difficile d'y résister, que je n'éprouve plus le moindre accès qu'il ne soit accompagné de mouvemens convulsifs avec émission involontaire de l'urine, et quelquefois de déjection stercorales, ce qui, avec la perte de connaissance et l'expulsion d'une écume très épaisse me tourmente horriblement, car je suis persuadé que c'est ce qu'on appelle du nom de mal caduc: dites moi sans crainte si c'est l'épilepsie ; alors il n'y aurait plus d'espoir de parvenir à la guérison.

SEPTIÈME EXTRAIT.

« Je crois devoir vous faire une confession générale, pour vous mettre à portée de juger de ma triste situation.

A l'âge de quinze ans mes parents me placèrent en pension chez un bourgeois pour aller au collège. On me donna, selon l'usage du pays, un camarade de lit : ce fut lui qui m'apprit ce que j'aurais voulu avoir ignoré toute ma vie, car j'étais dans la plus pure innocence; je me livrais sans réserve à la masturbation, parce que je n'en connaissais pas les terribles effets et les suites plus funestes encore. Au bout d'un an je fis une maladie dont personne ne connut la nature, et dont on fut bien éloigné de soupçonner la cause. Cependant je suis sorti de mon lit; mais depuis, ma vie n'a été qu'une suite continuelle de souffrances; ces souffrances ont été sans doute aggravées par les remèdes que j'ai pris pour arrêter un écoulement provoqué par cette malheureuse habitude. Je confiai le secret de mon indisposition à un de mes amis qui me conseilla l'usage de la décoction d'orme pyramidal, en m'assurant qu'il avait vu guérir, grâce à ce remède, plusieurs personnes de sa connaissance dans l'espace de douze à quinze jours. Ce traitement ne m'ayant point réussi, je m'adressai à un autre de mes amis, élève en chirurgie, qui me fit prendre des pilules mercurielles et des bains; mais je n'en éprouvai pas d'amélioration. Mon médecin m'ayant répondu de ma guérison prochaine, si je voulais recourir à la liqueur de Van-Swieten; je consentis à prendre deux bouteilles et demie d'eau distillée, dans lesquelles furent dissous vingt-cinq grains de sublimé corrosif. Mon écoulement continuait comme si je n'eusse rien fait. Néanmoins, plein de confiance en cet ami, à qui je supposais assez de lumières pour me diriger avec succès je n'hésitai point à substituer au remède de Van-Swieten des frictions mercurielles, que j'ai faites plusieurs jours de suite avec l'onguent appelé *napolitain*. Cet accident céda enfin à l'usage de la limonade, et plus encore au repos, à la tranquillité, et surtout en abandonnant complètement toute espèce de pollutions.

« Comme je viens de vous le dire, jusqu'à quinze ans mes mœurs étaient restées pures, et ma santé semblait inaltérable. Aussi ne puis-je penser au bonheur dont je jouissais alors sans éprouver les remords les plus vifs. Pourquoi n'ai-je pas écouté les bons avis d'un autre jeune homme que je voulus moi-même corrompre, et qui repoussa bien loin mes propositions impudiques, je ne serais point tombé dans l'état pitoyable où je me trouve depuis dix ans. Continuellement étendu ou dans mon lit ou sur un canapé, les douleurs que j'éprouve dans tous les membres m'arrachent des hurlemens qui font frémir les personnes qui m'entourent, et qui jettent dans des alarmes continuelles des parens

tendres, mais bien fatigués sans doute de ma présence.
Je suis tombé dans une si grande maigreur, que l'on
ferait très facilement sur moi une leçon d'anatomie,
à peine il me reste figure humaine.

HUITIÈME EXTRAIT.

« J'ai trente-huit ans. A l'âge de quatorze, au moment où mon tempérament se développait, je connus
et contractai la malheureuse autant que détestable
habitude de la masturbation. Il y avait déjà six mois
que j'en abusais lorsque je lus l'ouvrage de Tissot;
tout ce qu'il en dit fut plus que suffisant pour me
faire cesser, mais ma santé était déjà très attaquée :
éclairé sur cette infâme pratique, je fus intimement
convaincu, qu'après avoir stimulé trop souvent la
sécrétion naturelle le trouble et la perversion ne pouvaient pas manquer de survenir dans tout ce qui s'y rapporte, alors aux pertes que j'avais moi-même provoquées en succédèrent d'involontaires (1). La nature
avait pris une habitude qu'elle conserva sans y être
excitée. J'eus des pollutions nocturnes très-fréquentes.
Malheureusement le mal ne fut point arrêté dans son
principe, parce que j'avais honte d'en déclarer
l'origine. La crainte seule de perdre la vie me détermina, trois ou quatre ans après, à faire l'aveu de
l'état dans lequel je me voyais dépérir tous les jours.
Plusieurs remèdes me furent administrés, je pris le
quinquina pendant l'hiver; au quinquina succédèrent
les bains froids; dans la belle saison, je suivis un
régime entièrement laiteux; pendant l'automne, les
accidents se calmèrent, mais ils ne furent jamais
arrêtés. J'ai éprouvé de fréquentes rechutes, sans y
avoir jamais donné lieu par de nouveaux écarts de
conduite. Il est impossible de s'observer davantage
que je ne l'ai fait, et d'éprouver plus de privations.

_____

(1) Je rencontre très-souvent ces pertes involontaires,
dont il faut s'empresser de détruire la cause, car elles ont
toujours les suites les plus funestes.

Mais, quelques précautions que j'aie prises, je n'ai pu éviter ce qui m'était réservé ainsi qu'à tous ceux qui, comme moi, sont homicides d'eux-mêmes. J'ai toujours eu une santé délicate. Mes digestions ne se faisaient jamais bien, elles étaient même douloureuses, et dans ce moment-ci, elles sont on ne peut plus dérangées. Je suis travaillé par des hémorroïdes qui fluent souvent et m'incommodent beaucoup. Je suis d'une grande faiblesse, et incapable de me livrer à des travaux qui exigent la moindre contention d'esprit. »

NEUVIÈME EXTRAIT.

Quel malheur j'ai eu d'avoir connu, et de m'être livré aux habitudes de l'onanisme, elles sont si pernicieuses et tellement destructives, que je ne cesserai jamais les reproches que j'ai à me faire. Mais le remord ne vient aujourd'hui que pour me troubler et augmenter mes infirmités. Peut-être vous rendrai-je mal mon état, mais je saurai vous dire ce que j'ai éprouvé et ce que j'éprouve encore. Au surplus si vous jugez à propos que ce soit un médecin qui vous en rende compte, veuillez m'en instruire, et je satisferai à vos demandes.

« J'avais à peu près quinze ans, lorsque je commançai à abuser de mon tempérament extrêmement fort. A cette horrible habitude se joignit une fièvre quarte : au bout de six mois, elle céda à quelques purgations et à quelques verres de quinquina: cette fièvre, quoique très violente, ne diminua pas mes forces, et je continuai toujours cette détestable manœuvre. Quelques mois après j'eus une fièvre lente, qui dégénéra et devint adinamique ; les médecins après en avoir reconnu la véritable cause, me firent prendre après ma convalescence quelques bains tièdes qui me furent très salutaires ; après avoir été éclairé sur les dangers que je courais si j'abusais encore de mes forces, alors je devins sage, et je n'ai pas eu depuis à me reprocher mon inconduite.

« Il y avait à peu près deux mois que je jouissais d'une santé assez bonne, lorsque je fus attaqué de pollutions nocturnes. Mon inexpérience ne me fit pas prendre garde à cela; mais insensiblement elles dégénérèrent en pertes sémiriales involontaires fort abondantes et continuelles: elles diminuèrent tellement mes forces, que je fus obligé de consulter un médecin, qui me fit prendre beaucoup de sirop antiscorbutique, et me conseilla ensuite de boire les eaux acidules froides de Pougues, seul remède dont j'aie éprouvé un peu de bien. Hélas! il n'y en a pas moins quatre ans que je mène une vie très-languissante. Les deux premières années de ma maladie j'avais toujours froid, même dans la canicule; je n'éprouvais aucune espèce de jouissance; les plaisirs m'étaient insipides; j'étais toujours ennuyé; j'avais l'estomac extrêmement douloureux, et il ne digérait point. Enfin j'étais tellement lassé de cette vie monotone, que la mort que je désirais serait devenue pour moi un bienfait. Cependant depuis deux ans j'ai recouvré un peu de forces, je ne suis plus fatigué de mon existence, mais je suis toujours sans vigueur, et je désespère de guérir de cette infirmité si invétérée. Ce qui contribue le plus encore à m'entretenir dans cette croyance, c'est l'état pitoyable dans lequel se trouvent réduites toutes mes fonctions abdominales; depuis quatre ans je ne digère plus rien, quelque soit ma nourriture, mes évacuations alvines sont constamment glaireuses et d'une fétidité dont rien n'approche.

DIXIÈME EXTRAIT.

J'ai lu, dans un journal scientifique votre observation relative à un jeune homme de quinze ans, né à Paris, et qui d'après la mauvaise habitude qu'il avait de se livrer aux plaisirs solitaires, avait terminé par une mort aussi précoce que douloureuse. J'en suis aussi malheureusement victime depuis quelques années; un jeune camarade ayant couché avec moi m'instruisit et me donna cette maudite habitude, à laquelle je continuai de me livrer le plus souvent possible; aussi quelque temps après, dès le commencement de ma dix-septième année, je tombai malade du soir au matin sans pouvoir exécuter le moindre mouvement.

« Je fus près d'un mois dans cette situation; ensuite il me vint un peu de forces; je me mis à marcher avec peine à l'aide d'une canne; souvent je tombais, parce que mes jambes me refusaient le service, et que mes jarrets fléchissaient sous moi.

« Je fus pris au mois d'octobre, et tout le printemps suivant je ne pus encore aller sans bâton : enfin la force m'est revenue passablement dans les bras, mais il me reste toujours une grande faiblesse dans les reins, les cuisses et les jambes; il me serait absolument impossible de faire la moindre course, je ne pourrais même accélérer le pas.

Quoique très-maigre, je trouverais encore ma santé passable si je n'éprouvais toujours quelques douleurs vagues qui se fixent tantôt dans une place, tantôt dans une autre; mais lorsqu'elle occupe la partie profonde située sous l'épaule gauche, elle est tellement aiguë, que j'attends sans crainte que ce soit là fin de mes souffrances, je n'en serais pas surpris, car elle occupe le centre des plexus nerveux qui environnent le cœur.

ONZIÈME EXTRAIT.

Parvenu jusqu'à l'âge de seize ans je n'avais pas encore eu à me plaindre des résultats de ma conduite plus que vicieuse, mais depuis ce temps j'ai éprouvé une maladie interminable dont les progrès, loin de diminuer, ne me laisseront jamais jouir d'un seul instant de repos.

« J'étais fort éloigné de deviner ce qui pouvait l'avoir causée; du moins je ne croyais pas que ce fût la suite des excès auxquels se livrent les jeunes gens, je pensais même que je ne devais point mettre un terme à ceux dont je me rendais coupable.

« Je me plaignis d'abord à mon médecin d'un mal de ventre, de points dans le côté, d'un mal de tête continuel et d'une très-grande faiblesse ; cette dernière était telle, que le matin, quand je voulais me lever, j'avais de la peine à sortir du lit. Je ne pouvais monter les escaliers, ni même parler pendant quelque temps sans être fatigué. J'avais les yeux en si mauvais état, et la vue tellement affaiblie, qu'il m'était presque impossible de lire ou d'écrire.

Mon médecin attribua toutes ces douleurs à une affection au foie ; il m'ordonna des pilules pendant plus de quatre mois ; j'en pris régulièrement tous les jours, depuis dix jusqu'à vingt-quatre, selon que je me plaignais ce remède me faisait aller continuellement à la selle, et m'affaiblissait beaucoup. Mon médecin me disait que j'avais le ventre dur, et que cela passerait. Mais voyant que j'avais aussi tous les jours mal à la tête et que mon état ne s'améliorait pas, il eut des soupçons, et il me demanda si je n'avais pas l'habitude de la masturbation ; je lui avouai que, la tête remplie d'idées lubriques, le soir je prenais un plaisir extrême à satisfaire mes penchants lascifs avant de me livrer au sommeil, et que pendant la journée il m'arrivait très souvent de répéter cette détestable manœuvre. Dans le commencement je cédai d'abord à ce besoin de jouissance, régulièrement de quatorze en quatorze jours, puis je mis moins d'intervalle ; je me satisfis de six en six jours, enfin ce terme me parut long, et il ne dépendait plus de moi de l'attendre.

Ce ne fut qu'environ six mois après cette vie déréglée que je commençai à m'apercevoir de la cause de ma maladie, à reconnaître que je devais à la masturbation seule l'augmentation de toutes les infirmités qui s'étaient déclarées sur moi.

« Lorsque dans mes songes je m'étais masturbé (1),

_____

(1) Un grand nombre d'aveux de ce genre qui m'ont été faits, m'ont suggéré l'idée de faire exécuter en or ou en argent, par un orfèvre de Paris, chez lequel on en trouve pour tous les âges, un étui percé à jour, dans lequel on introduit la verge. Cet étui, qu'il est facile de fixer assez bien

en me réveillant je commençais à sentir un mal intérieur qui me donnait les plus vives angoisses, et cela
augmentait de plus en plus. Outre la chaleur âcre et
poignante qui me consumait l'épine du dos, mon ventre
et mes côtés me semblaient comme rongés par des in-
sectes. Justement alarmé d'un état si déplorable, je
ne laissai rien ignorer, je confessai dans ce moment
toute ma conduite à celui qui me donnait ses conseils
et ses soins.

« Les tristes réflexions que ma situation me suggé-
rait me disposaient à toutes les résolutions que com-
mandait le délabrement de mon être. Je fis tous mes
efforts, j'étais docile à tous les conseils ; mais, ô pouvoir de l'imagination ! ô effet du désordre de mes
sens et de l'irritation de mon mal ! ma funeste
passion triomphait continuellement de toutes mes
précautions ; de nouveaux songes survenaient en me
présentant des situations aussi riantes qu'elles étaient
mensongères, de là nouvelles occasions de me masturber ; aussi je ne pouvais plus y résister, encore
bien moins arrêter son triste et terrible résultat.

« Mon médecin m'ordonna du quinquina dont je
pris trois doses par jour ; je le mêlai dans de l'eau.
J'avais presque tous les jours mal à la tête ; mon état
ne cessait d'être le même, mes forces ne revinrent
point : il m'ordonna de prendre beaucoup d'exercice,
parce que je mangeais très peu ; il me prescrivit la
viande, et me défendit les légumes, la liqueur, le
café et le thé. Je pris beaucoup de lait pur. Mon
médecin, voyant que malgré ses soins le mal était à
son comble, me donna à lire un ouvrage sur la masturbation, c'était Tissot, en me disant qu'il l'avait
déjà procuré à d'autres qui se trouvaient dans le même
cas que moi, afin qu'il leur servît de règle de
conduite.

« Mon imagination fut vivement frappée des pronostics que renferme ce livre ; et, connaissant bien

---

et sans danger pour qu'on ne puisse s'en débarrasser pendant le sommeil, doit être garni intérieurement d'une peau
ou d'un linge fin : les enfans doivent le porter nuit et jour.

mon état, je n'attendis plus que la mort. Comme,
entre autres conseils, j'y vis celui de se lier les mains,
je m'empressai de le suivre, me flattant par-là sinon
de diminuer mon mal, au moins de m'ôter le moyen
de l'augmenter. Mais vaine précaution ! c'est alors que
j'éprouvai tout le pouvoir d'une imagination déréglée ;
soit qu'elle fût la seule cause de mes pollutions, soit
que je doive les attribuer aux mouvemens répétés que
me faisait éprouver l'état de gêne dans lequel je me
trouvais extraordinairement, et contre mon habitude
elles eurent lieu comme de coutume : d'ailleurs j'étais
si faible, que la moindre chaleur du côté des reins
m'occasionnait la pollution que je m'efforçais d'éviter.

Ma voix était rauque, une toux nerveuse, occasionnée par la sensibilité de la gorge, ne me discon-
tinuait pas nuit et jour ; j'étais incapable de lire,
d'écrire, de marcher ; et s'il m'arrivait de me satisfaire au désir de porter les mains sur moi, j'éprouvais,
quelques minutes après, un accès de fièvre toujours
relatif à la peine que je m'étais donnée pour en venir
à me satisfaire : j'ai complètement perdu la mémoire
et la faculté de rester sur les jambes.

« On me mit deux vésicatoires derrière les oreilles
pour le mal de tête, et il se passa. Je souffrais beaucoup de l'estomac, et tout ce que je mangeais avait
de la peine à se digérer. Après la digestion, je souffrais beaucoup moins ; mais depuis le matin jusqu'au
soir, j'étais tourmenté par des flatuosités qui me faisaient beaucoup de mal pour les rendre.

« Tous mes organes urinaires étaient tellement
affaiblis, et principalement la vessie, que j'étais continuellement forcé de pisser et de me laver avec de
l'eau fraîche, sinon mon urine aurait toujours
coulé. Mes nerfs étaient si sensibles et si faibles, que
je ne pouvais la retenir : elle était d'une odeur forte,
presque rougeâtre et orangée.

« Pour rétablir mon estomac, on m'ordonna les
voyages et la dissipation. J'allai à Bruxelles, je commençais à me trouver mieux, lorsqu'il me survint
une diarrhée colliquative assez forte qui de nouveau
m'affaiblit beaucoup. Je crois devoir cet accident à

une glace que je pris : du moins il est survenu immédiatement après.

« Je revins de Bruxelles en plus mauvais état que je n'y étais allé. Je me déterminai à partir pour Ostende, où je pris quelques bains. Ma diarrhée ne me quittant point, je devins si faible, que je ne pouvais ni marcher ni manger.

« Je retournai chez moi. Mon médecin , après avoir fait cesser ma diarrhée, me donna un mélange de quinquina, de canelle et de fer ; j'en pris une cuillerée à café, six ou huit fois par jour, buvant en même temps du vin de Bordeaux et de l'eau de Spa; puis me faisant balancer tous les jours sur une balançoire, cela me redonna quelques forces et me remit un peu.

« Le temps commençait à devenir froid ; on m'ordonna des bains froids; j'en pris un pendant quelques minutes ; mais la poitrine se trouva tellement engagée, que le lendemain je crachai du sang. J'eus un rhume, et par la force de la toux une veine s'étant ouverte, on me commanda de rester tranquille, et l'on me fit prendre quelque chose qui mit fin à cet inconvénient.

« Voici quel est mon état :

« J'ai régulièrement des pollutions tous les cinq ou six jours, même deux ou trois jours de suite. A chaque pollution ma faiblesse augmente, et mes forces reviennent à mesure et en proportion du temps que je reste en repos.

« J'ai les yeux enfoncés dans leur orbite , ils sont tellement sensible à la lumière, que je ne puis lire ni écrire long-temps, surtout lorsque j'ai eu une pollution, je n'ai aucune mémoire.

« La contraction de la vessie urinaire est tombée dans un état d'inertie tellement prononcé, que je le répète, après avoir uriné je dois toujours me laver avec de l'eau froide, sans quoi, si je me baisse ou si je marche, mon urine coule toujours. L'estomac me fait le plus souffrir ; rien ne se digère, pas même un verre d'eau ; il faut que je prenne de l'exercice du matin au soir, soit à cheval, soit sur une balançoire.

« Si je marche pendant cinq minutes , j'ai toujours des points de côté; je suis obligé de m'arrêter tout court.

« J'éprouve des spasmes depuis le matin jusqu'au soir. J'ai toujours la bouche sèche ; quelquefois mes jambes sont si faibles que je ne puis plus me soutenir.

« Après mon premier sommeil, chaque fois que je lâche de l'eau, si je ne me lève pendant une heure ou une heure et demie, et si je ne me lave avec de l'eau froide, je suis atteint d'une pollution involontaire.

« Actuellement je me fais garder la nuit ; la moindre chaleur me fait mettre en érection ; quelquefois j'y reste pendant une nuit entière, et alors l'homme qui me garde sait qu'il doit m'éveiller.

« Je ne dors que de trois heures en trois heures : si je dors plus long-temps, je crains une pollution ; aussi je me lève et marche un peu.

« Si l'on manque à m'éveiller lorsque l'on me voit dormir sur le dos, ou que mon sommeil ne soit pas interrompu, j'ai une pollution.

« J'ai imaginé, pour empêcher toute espèce d'attouchement sur le ventre et les parties génitales, de coucher sous trois cercles en bois, maintenus par deux barres transversales sur les côtés du lit, afin de maintenir la couverture assez élevée.

« Quand je me lève, j'ai depuis quelque temps un chatouillement dans le gosier, et quand je prends haleine, quelque chose crie intérieurement et me fait tousser.

« Mon ventre gronde toujours comme si mes entrailles étaient détachées les unes des autres.

« Mon mal principal est dans l'estomac, qui, comme je viens de le dire, ne peut digérer.

« J'éprouve des lassitudes continuelles. »

Ce malheureux jeune homme, mort il y a quatorze ans, à la suite d'une agonie de quarante-huit heures, avait eu, pendant la dernière année de sa vie, le courage de passer la nuit assis dans une chaise, un collier au cou, et les deux mains liées avec deux cordes attachées à chaque côté de sa chaise ; il s'était flatté, comme il le dit lui-même, que par ce moyen il réussirait à perdre entièrement son habitude meurtrière, mais qui chez lui avait acquis un empire tel, que son frère, qu'il avait chargé de le surveiller, et de qui je tiens

4

ces détails, était souvent obligé d'interrompre son sommeil, toujours très-agité, afin de faire cesser les mouvements qu'il faisait pour briser ses liens et porter ses mains à ses parties génitales. Ce même frère m'a assuré que plusieurs fois le malade avait réussi à les rompre. Néanmoins, au bout d'un an, il se crut assez maître de ses sens pour pouvoir dormir dans son lit : mais ce qu'on avait prévu arriva, on l'y trouva le lendemain exténué de fatigue. Il avoua qu'il n'avait pu résister au désir de se masturber. De ce moment c'en fut fait de lui, et deux jours après, ses parents, désespérés, eurent la douleur de lui voir terminer la plus triste des carrières. »

DOUZIÈME EXTRAIT.

Monsieur, arrivé jusqu'à l'âge de vingt ans, sans avoir éprouvé la moindre indisposition, je suis persuadé que ma santé n'eût jamais été altérée comme elle l'est aujourd'hui, si j'avais pu prévoir quels pouvaient être les accidents qui sont les suites fatales de l'onanisme. Cependant cette malheureuse passion, dont j'ai contracté l'habitude, je ne sais comment, développée par mon imagination vive, et augmentée par mon tempérament aussi ardent qu'il était précoce, m'a toujours paru être une chose si naturelle, que dans le temps où j'y étais le plus adonné, et tout en lisant l'ouvrage de Tissot, je fus assez aveuglé pour ne pas faire la moindre attention sur tous les graves inconvénients qu'elle entraîne à sa suite.

Forcé par état, et pour mes affaires, d'habiter la Provence et l'Italie, soumis à leur climat brûlant, d'après mes habitudes contractées, par suite de mon penchant excessif à tous les plaisirs des sens, le relâchement des mœurs, le dépit d'avoir été continuellement trompé par les femmes, tout contribua pour ainsi dire à m'éloigner de la direction de la nature, d'autant plus que redoutant les moindres atteintes de la siphilis, je craignais aussi des douleurs cuisantes qui m'étaient occasionnées par une constriction natu-

relle du prépuce sur le gland, espèce de paraphimosis
qui me survenait toujours dans le moment des érections plus ou moins prolongées.

Tous ces motifs m'avaient donc paru suffisans pour
me faire considérer la masturbation comme une volupté
d'autant plus facile à obtenir qu'elle me mettait plus
sûrement à l'abri de tout ce que je viens de vous rapporter ; je ne craignais donc pas de m'y livrer tout
entier, j'oubliai complètement ce qu'elle entraînerait
à sa suite, même sans aucun excès ; c'est aussi pourquoi j'ai ressenti plus qu'un autre les tristes émotions
qui la déterminent en la précédant, ceux de ses impressions générales individuelles qui l'accompagnent,
et surtout ceux de la prostration inévitable, qui en
sont toujours le résultat.

En isolant ainsi, par ma solitude complette, tous
mes goûts bizarres, je ne tardai pas à ressentir partout le corps une fatigue générale, plus ou moins
aggravante, très-souvent accompagnée de malaise
avec abattement, toutes les fois qu'il était besoin de
parvenir à leur terminaison, et ma satisfaction n'était
déjà plus entièrement remplie : quelques fussen'
d'ailleurs tous les moyens que je mettais en œuvre
pour parvenir à l'éjaculation sensiblement voluptueuse.

Cependant quelques liaisons, beaucoup plus con-
formes à la nature, avaient contribué à me faire
entièrement oublier la malheureuse habitude de
l'onanisme que j'avais contractée ; mais cruellement
trompé dans une affection que je croyais sincère et
réciproque, je repris mes précédentes manœuvres,
avec un si grand acharnement, et j'y mettais si peu
d'intervalle, que je tombai bientôt dans une maigreur effrayante ; atteint d'une fièvre continue
légèrement inflammatoire : elle se termina par des
sueurs tellement abondantes, qu'elles me conduisirent
au marasme le mieux caractérisé.

Dans ce moment je fus soigné, on me prescrivit
des exercices doux, modérés, sans fatigue, à pied
et à cheval, la culture d'un jardin, un bon régime,
je parvins à me rétablir assez promptement ; mais
quelque temps après, j'eus le malheur de recommencer

mon infame manuélisation ; la fièvre survint accompagnée et suivie de sueurs plus ou moins abondantes, souvent avec constipation, d'autres fois avec diarrhée, continuée pendant huit ou dix jours, tous les organes de la génération dans un état de relâchement complet; mes mains tremblaient, mes yeux devinrent extrêmement sensibles à la lumière, après les moindres émotions, je retombais dans une apathie dont j'avais de la peine à sortir ; au milieu de mon sommeil, j'étais sans cesse poursuivi par des frayeurs involontaires ; je redevins plus que jamais solitaire, isolé, car je me voyais si malheureux, qu'il m'était impossible de songer à la moindre distraction, même par les études que j'avais le plus affectionnées, car j'avais entièrement perdu la mémoire : je me négligeai complètement dans ma mise extérieure, la moindre chaleur de l'atmosphère m'était insupportable, mes lassitudes continuaient nuit et jour : tous ces symptômes précédèrent une fièvre adeno-méningée (putride) que je supportai et dont je guéris ; mais ma convalescence fut pénible et d'une lenteur excessive.

Après avoir supporté pendant six ans toutes les fatigues de l'état militaire, après avoir continué sans interruption les mauvaises habitudes que j'avais contractées, je devins sujet à des sueurs abondantes, à des fatigues insupportables sans faire le moindre mouvement et dans le repos le plus absolu, avec une ophtalmie continuelle; j'éprouvai une éruption cutanée sur toute la face, accompagnée d'un gonflement considérable des glandes salivaires; les mauvais temps survinrent, et l'hiver augmenta beaucoup la maladie; je fus séquestré afin de pouvoir traiter des hémorrhoïdes qui abcédèrent dans le pourtour de l'anus, ce qui dura très long-temps, parce qu'on présumait une fistule.

A dater de cette époque, ma santé déclina visiblement; j'étais d'une faiblesse extrême; à la moindre fatigue j'étais excédé, sujet à des constipations quelquefois opiniâtres ; j'étais aussi, pour la moindre cause, sujet à des diarrhées colliquatives, causées par un appétit extraordinaire, suite d'altération profonde dans les entrailles, car les évacuations alvines se faisaient trois, quatre et même six fois en vingt-quatre heures, alors l'urine était rare, quelquefois supprimée entièrement. Si elle sortait de la vessie, c'était par jet interrompu; d'autres fois par regorgement, accompagné de contraction dans le tissu de cet organe, et de douleur aiguë vers la prostate, toujours suivie d'une chaleur âcre, dispersée dans toute la longueur de l'urètre, tantôt noirâtre, ou orangée, plus ou moins rougeâtre et briquetée; elle déposait souvent des sédiments floconneux qui étaient gras et huileux à mon réveil, et sablonneux le soir et une partie de la journée.

Au moment de mes digestions toujours pénibles, j'éprouvais une soif ardente, une altération continuelle accompagnées de colliques et de pincement d'entrailles, qui donnaient lieu à des éructations, bientôt suivies d'une selle copieuse d'aliments très-mal digérés, qui arrivait peu de temps après avoir mangé.

Mon mal, en allant toujours vers l'accroissement, détermina une céphalalgie sourde et profonde qui me tourmentait beaucoup; elle ne diminuait d'intensité qu'après un autre genre de douleur extrêmement vive et lancinante, sans rougeur qui fut attribuée à une névralgie faciale, qui se manifeste sur le côté gauche de la mâchoire, et lorsque cette dernière était calmée, la poitrine et tous ses annexes se trouvaient engagés, au point que j'étouffais et ne pouvais plus respirer que difficilement, surtout lorsque j'étais couché, debout si j'étais levé, c'était la même chose en me baissant, le sternum me faisait un mal affreux, et j'expectorais des matières jaunes ou verdâtres plus ou moins épaisses et foncées.

Toutes mes facultés intellectuelles faiblissent de jour en jour, la lumière m'est de plus en plus insupportable, le moindre travail de tête un peu long, la lecture, la plus petite occupation, tout me fatigue et me paraît insipide. Je deviens hébété, stupide, taciturne, je m'ennuie partout, et pour peu que je veuille rester assis, tout de suite je m'endors; à la moindre irritation, au moindre mouvement d'impa-

tience, même sans colère ; je suis anéanti et réduit
à rien , ou bien il se manifeste dans tous mes muscles
des contractions spasmodiques , des soubresauts qui
qui me tiraillent sans cesse, et me rendent horriblement
malheureux.

TREIZIÈME EXTRAIT.

Monsieur , l'époque à laquelle je commençai à me
livrer à la masturbation , remonte pour ainsi dire
à ma plus tendre enfance ; dès cet âge , et sans avoir
la moindre idée de la distinction des sexes , je me
formai des lascivités que j'arrangeais à mon gré ,
qui servirent à effectuer sur moi une espèce de pollution, en croisant fortement mes cuisses l'une sur
l'autre , de manière à comprimer ainsi mes parties
génitales; je ne devais , comme vous le pensez , rien
obtenir que des sensations très-imparfaites, mais elles
n'en eurent pas moins d'action sur tout mon individu.

Mes parens s'aperçurent bien de ce manège innocent,
mais ils étaient loin de l'attribuer à sa véritable
cause , car depuis ma naissance j'avais aussi la
mauvaise habitude de contribuer encore à mon épuisement en têtant continuellement ; lorsqu'on me
voyait avec les jambes croisées , on l'attribuait à
l'action que je mettais à sucer ma langue, on fit donc
tout ce qu'il était possible de faire pour m'empêcher
de m'y livrer très souvent ; alors il m'était devenu
extrêmement difficile de satisfaire là-dessus ma volonté,
et d'obtenir la pollution après laquelle je m'efforçais
de parvenir bien ou mal.

A l'âge de treize à quatorze ans , époque de ma
puberté ; un camarade me montra la véritable manière d'exécuter d'après ses principes, malheureusement trop suivis, *la masturbation* ; depuis ce moment
jusqu'à l'âge de dix-sept ans , je n'ai pas cessé de me
polluer, je ne m'y abandonnais que très-peu dans le
commencement, mais bientôt ce fut avec une phrénésie
et une fureur indicibles , il y avait même des jours
où je poussais cette rage passionnée jusqu'à quatre

fois le matin et autant le soir : jugez de ce qui a dû survenir.

Aussi j'eus dans ce temps un écoulement puriforme dans le canal de l'urètre, avec tous les signes et les douleurs qui accompagnent la gonorrhée vénérienne; quoique cependant je n'eus point encore approché d'aucune femme, on me traita de cette maladie, et j'en fus radicalement guéri.

Malgré la leçon douloureuse que je venais de recevoir, je n'en continuai pas moins à me masturber pendant l'espace de quatre mois de suite, (je n'avais pas encore lu Tissot), mais cependant avec beaucoup plus de modération; enfin à cette époque, vers la fin de mes tristes manœuvres, il se développa sur moi plusieurs symptômes de maladie qui m'effrayèrent beaucoup; ils commencèrent par une faiblesse subite dans tous les muscles des jambes, accompagnée d'une pesanteur dans la tête, avec élancements suivis d'éblouissement; j'éprouvais des sensations douloureuses et désagréables dans la paume des mains; non-seulement je ne grandissais plus, mais encore toute la surface de mon corps fut frappée *d'alopécie*, (chûte et perte des cheveux et des poils, dans toutes les parties qui en sont plus ou moins couvertes, il ne resta pas même un cil aux paupières).

C'est alors qu'on me prêta et que je lus Tissot; je ne saurais vous exprimer, Monsieur, le terrible effet que produisit sur moi la lecture de ce livre, lorsque je reconnus que les symptômes qui y sont décrits pouvaient m'être appliqués, entre autre l'inaptitude à toute espèce de travail, la manie de vouloir toujours être seul et de prendre en horreur toute la société, les pustules répandues sur mon visage, la courbure du rachis, la perte et l'affaiblissement de la vue, etc. Je crois que le chagrin et le désespoir dans lesquels cette lecture me plongea, contribuèrent beaucoup à augmenter tous les maux que j'endurai par la suite.

J'eus beaucoup de peine à me délivrer de mes mauvaises habitudes, malgré la ferme résolution que j'en avais prise, car je me masturbais involontairement dans mes rêves pendant mon sommeil ; lorsque je m'évaillais il n'était plus temps, c'était toujours trop tard, pour arrêter l'éjaculation ; il n'est pas de moyens que je n'aie employé pour empêcher mes pollutions, je me liais les mains, je m'entourais en serrant toutes les parties, tout cela devenait inutile, puisqu'en dormant je me débarrassais de mes entraves, et de tout ce qui pouvait m'en faire apercevoir.

Actuellement, je reste volontiers jusqu'à quatre mois dans un état de tranquillité parfaite, ou sans rien éprouver, et si la pollution survient, elle m'affaiblit tellement, que je m'en ressens quelquefois pendant quatre jours de suite ; depuis six ans que par un retour sur moi-même j'ai entièrement cessé, j'ai grandi d'un pouce, la mémoire m'est revenue, je peux travailler de continuel avec application dans tout ce qui peut m'instruire ou me devenir agréable.

Ce dont j'ai à me plaindre actuellement consiste dans un tremblement des mains, avec sentiment de fraîcheur, même pendant la canicule, cela m'arrive de même après avoir marché fort et long-temps ; après un exercice fatiguant, j'éprouve des démangeaisons insupportables au scrotum : sans avoir jamais ressenti de douleurs, mes dents se sont déchaussées dans leurs alvéoles, elles ont noirci, il m'est parvenu des boutons avec supuration dans la bouche et au visage, l'état de mon estomac devient inquiétant, car je digère lentement, et j'ai assez souvent la bouche pâteuse.

QUATORZIÈME EXTRAIT.

Je suis au nombre des victimes dont l'innocence fut sacrifiée aux mauvais conseils d'une jeunesse corrompue, j'étais en pension, malheureusement témoin des excès de l'onanisme, encouragé par ceux qui m'entouraient, je me fis un plaisir de les imiter, j'ignorais comme les autres les suites fâcheuses de notre brutal penchant ; depuis long-temps nous étions familiarisés avec ces horreurs, pourquoi l'un

de nous, plus instruit que les autres, ne nous en a-t-il
pas montré tous les dangers, je n'aurais eu là-
dessus que la plus petite incertitude, elle aurait
suffit, j'en suis certain, pour me faire abandonner
complètement mes coupables manœuvres ; au contraire je fus encouragé, et ne connaissant rien de
leur danger, je continuai jusqu'à quinze ans et demi ;
mais ce que j'avais considéré comme un simple désir
devint bientôt pour moi un devoir, un besoin, telle
fut mon erreur. Pour ralentir cette détestable habitude, on me donna l'ouvrage de Tissot ; après l'avoir
lu, je reconnus toute la profondeur de l'abîme que
j'avais creusé sous mes pas ; alors étonné et encore
plus effrayé après une pareille lecture, je me pro-
curai vos lettres, persuadé que plus les faits sont
multipliés, plus l'émotion devient grande et forte :
c'est pourquoi je vous confesse qu'il m'a été après
cela facile de renoncer à toute espèce de provocation
manuelle. Malgré mes satisfactions libertines, j'ai
conservé mon embonpoint, mais j'ai les yeux cernés
et enfoncés dans les orbites, mon teint est devenu d'une
pâleur jaunâtre et terreuse ; partout où je vais, je
crains d'être reconnu pour adonné à la masturbation ; je
ressens une douleur constante à la partie inférieure du
scrotum ; fort souvent pendant mon sommeil j'éprouve
des pollutions qui m'épuisent ; mes digestions sont lentes, laborieuses, mal faites, probablement parce que je
mange beaucoup et très-vite ; ma figure est parsemée
de gros boutons, aussi douloureux qu'ils sont durs
et crouteux ; les affections nerveuses ont un grand
empire sur mon imagination, car en lisant les ouvrages
sur le vice que je vous décris, je me suis trouvé mal
à plusieurs reprises ; oserai-je encore espérer de
recouvrer la santé, ou tout au moins de conserver le
peu qui m'en reste, ce serait pour moi une faveur
d'autant plus extraordinaire, que mes débauches
ont été continuées pendant quatre années de suite ;
enfin, Monsieur, comme j'ai pris la ferme résolution
de me respecter moi-même, ne voulant plus d'ailleurs
abuser de rien, les pollutions qui me restent et
qui persistent encore aujourd'hui me tourmentent

d'une manière incroyable : comme il existe sûrement des moyens de s'en guérir, faites-moi le plaisir de me les indiquer, et je me trouverai bien heureux si je me rétablis.

**** âgé de seize ans.

QUINZIÈME EXTRAIT.

Monsieur, c'est avec une pleine et entière confiance que je m'adresse à vous, parce que j'ai eu le malheur bien grand de me livrer, avec une fureur peu commune, à mon penchant pour l'onanisme, et qu'aujourd'hui j'en suis victime. J'avais d'abord lu l'ouvrage de Tissot, mais je viens d'y ajouter la connaissance de vos lettres sur les dangers réels qui en résultent, c'est pourquoi ma conduite passée me fait autant de peine, qu'elle me donne d'inquiétude et de chagrin ; j'ai donc recours à votre expérience et j'implore dans ce moment les secours de votre art ; oserai-je encore me flatter qu'ils ne seront pas inutiles.

Voici, dans l'état où je suis, ce que j'éprouve.

Comme l'onanisme ne s'est point déclaré sur moi, de la même manière que dans le plus grand nombre des jeunes gens, par des désirs aussi ardents que précoces pour les femmes, c'est aussi pourquoi je ne l'ai jamais satisfait, que pendant la nuit et endormi du sommeil le plus profond, et d'après des rêves tous plus lascifs les uns que les autres, trop timide pour faire ma cour, et rien solliciter dans l'intimité des femmes, je m'en tenais à mes pensées, et jouissant du bonheur de les posséder toutes dans un isolement absolu ; mes sensations voluptueuses consistaient donc dans les pollutions nocturnes, d'abord rares et éloignées, ensuite un peu plus rapprochées, qui devinrent enfin continuelles et si fréquentes, que pour les empêcher, je résolus de m'adresser à des femmes ; mais j'eus le malheur de ne les choisir que faciles ou prostituées : quoiqu'il en soit, ce moyen m'avait assez bien réussi pendant l'espace de huit mois, mais de nouveaux excès dans ce genre curent bientôt achevé d'épuiser mes forces , et, peu de temps après , j'aperçus l'abîme vers lequel je m'étais laissé entraîner.

D'après la lecture de vos lettres , j'ai suivi très-ponctuellement les moyens de traitement dont vous donnez la formule ; peut-être ne les aurai-je pas continué avec assez de persévérance , car mes pollutions sont devenues de plus en plus faciles et imprévues, elles étaient suivies d'une diarrhée qui m'affaiblissait beaucoup ; mais ce qui me met tout-à-fait dans la prostration la plus complette, c'est une perte suivie et continuelle de la liqueur spermatique qui a lieu immédiatement après l'émission de l'urine, toutes les fois que je me présente pour y satisfaire. Ma vue s'obscurcit et mes yeux ne peuvent plus supporter la lumière , ma mémoire commence à s'altérer, sans que je perde cependant rien des apparences de ma bonne santé, d'après mon embonpoint et mes couleurs habituelles ; mais l'intelligence , l'imagination , l'amour du travail, l'activité, la possibilité d'écrire long-temps, celle de lire, ou de correspondre pour les affaires de mon état, toutes les facultés intellec-tuelles que je possédais à un degré assez éminent , déjà bien diminuées depuis assez long-temps, m'aban-donnent complètement.

Mais vous allez juger de mon plus grand chagrin, et que je suis forcé de tenir caché, en le dissimulant, c'est que né de parens assez riches , par suite de succès dans leur industrie commerciale, ils désirent me marier pour me céder, et se retirer ensuite des affaires...... Oh ! Monsieur, s'il existe des moyens de me mettre en état de virilité, afin de remplir les vues de mes parens, rendez-moi le service signalé de m'en indiquer quelques uns, et ma reconnaissance à votre égard sera sans bornes.

J'ai l'honneur d'être , etc.

SEIZIÈME EXTRAIT.

C'est par écrit que je prends la liberté de réclamer

vos soins ; la suite de ma lettre vous expliquera suffisamment le motif qui me prive de l'avantage de vous consulter en personne ; il est des maux qui nous obligent à rougir , et mon front n'est pas encore familiarisé avec la honte.

Comme tant d'autres jeunes gens élevés dans les collèges, je me suis abandonné, dans un âge encore tendre , au vice qui les infeste généralement : vous voyez bien qu'il s'agit de la masturbation. Mes études terminées, j'embrassai l'état militaire. Le croiriez-vous, Monsieur, dans cette nouvelle profession , des principes de morale même , l'horreur et la crainte que m'ont toujours inspirées ces misérables créatures prostituées, qui nous vendent leurs faveurs, contribuèrent encore à m'entretenir dans l'épouvantable habitude d'un vice dont je ne soupçonnais pas alors toute l'odieuse énormité ; je me crus donc très-heureux d'échapper au libertinage, sans songer que je n'évitais un écueil que pour me précipiter dans un abyme : toutes fois soit que la vigueur de mon tempérament ait prévalu , car je suis d'une constitution sèche et sanguine , soit que je ne me sois livré qu'avec quelque réserve à mes honteuses pollutions, je suis arrivé à mon développement ; car je suis actuellement âgé de trente ans, sans avoir éprouvé la plus petite altération dans ma santé , et cependant je n'ai pas cessé de faire la guerre et d'essuyer des fatigues, des privations en tous genres, ainsi que des chagrins domestiques. L'influence de ma passion sur mes facultés intellectuelles n'a pas été plus marquée; j'ai conservé, ce me semble , toute la vigueur d'esprit et de corps que je pouvais espérer ; mon imagination, ma vivacité n'ont souffert aucune atteinte , et si ma mémoire me paraît un peu affaiblie , c'est sans doute l'effet de l'âge seulement, enfin je ne ressens aucuns des symptômes que les masturbateurs sont accoutumés d'apercevoir.

Le seul inconvénient qui soit venu me frapper, c'est la perte complette de mes facultés viriles, celle-ci s'est opérée lentement , mais elle n'en est pas moins totale, Prisonnier pendant trois ans des Anglais , et privé pendant tout ce temps de femmes, je ne m'aperçus pas de la progression de mon impuissance ; ce n'est que depuis mon retour en France que j'ai atteint la conviction du résultat de mon inconduite, l'érection m'étant devenue absolument impossible, ou du moins si faible et si peu apparente, qu'elle doit être considérée comme nulle, et cependant l'éjaculation avait lieu comme auparavant, d'une manière beaucoup plus prompte et presque involontaire.

Alarmé de ma situation présente, je pris la ferme résolution d'y apporter remède ; je renonçai de suite à mon penchant déjà si funeste, mais contre mon attente, dès l'instant où je cessai de me masturber, des pollutions nocturnes, auxquelles je n'avais jamais été sujet, vinrent m'assaillir et me tourmenter à l'excès, au milieu de toutes les précautions que je prenais pour les éviter ; enfin malgré que je me sois soumis à un régime sévère, pendant plusieurs mois, rien n'a changé dans mon état, les pollutions ont lieu toutes les nuits; d'autres fois si j'éprouve un intervalle de quatre ou six jours, une érection incomplette, mais permanente, survient après deux ou trois heures d'un sommeil paisible, pour me troubler, au point d'être obligé de descendre du lit, et de mettre les pieds nuds sur quelque chose de froid pour la faire cesser : cet inconvénient, nouveau pour moi, me devient très fatiguant.

Ma santé se soutient malgré cela, j'ai de l'appétit, je digère bien, je fais beaucoup d'exercice, mes évacuations sont bonnes et régulières, ce n'est que la situation dans laquelle je me trouve qui m'occupe beaucoup, malgré que je sois persuadé qu'elle est plus commune qu'on ne le pense ; indiquez-moi, Monsieur, les moyens de faire cesser ces interminables pollutions nocturnes qui font tout mon tourment.

Dites-moi, sans déguisement, ce que vous pensez de mon état actuel et futur, ai-je encore quelques espérances de recouvrer ma virilité, car il m'importe de le savoir, pour me déterminer dans le choix d'un état ; on me presse de donner ma démission pour me marier, vous concevez qu'il me devient important de savoir à quoi m'en tenir dans la circonstance. Je sens bien que l'occasion et le temps pourraient seuls résoudre la question que je vous fais ; mais dans tous les exemples dont vous avez été témoin, ne s'en trou-verait-il pas un qui serait dans le cas de vous permettre un pronostic plus ou moins certain, alors je pour-rais agir suivant les probabilités, et prendre un parti quel qu'il soit.

DIX-SEPTIÈME EXTRAIT.

Monsieur, autant qu'il m'est possible de m'en rappeler, c'est vers l'âge de sept à huit ans que, souf-frant beaucoup d'une colique très-forte, je m'avisai, pour venir à bout de la calmer, de me coucher sur le ventre, afin de me mettre à même de pouvoir le frotter contre le drap du lit ; par suite des mouvemens un peu long-temps continués, j'éprouvai un chatouillé-ment dans le pénis, qui me fit un si grand plaisir, qu'après en avoir eu la connaissance, je recommençai assez souvent la même manœuvre, mais surtout le matin, parce qu'on me laissait très tard au lit. Arrivé à l'âge d'être mis en pension, je continuai ce manège, mais avec des précautions si grandes, qu'il fut pour ainsi dire mon secret. D'après ma pâleur et ma déli-catesse individuelle, on me surveilla, mais il n'y eut pas d'interruption, parce que je ne voulus jamais con-sentir à en faire l'aveu, et que mes faibles et trop bons parens attribuèrent, tout ce qu'on leur rap-portait sur mon compte, à une cause accidentelle arrivée lorsque j'étais chez ma nourrice ; ainsi, d'après cette opinion j'obtins une bien plus grande facilité de satisfaire mes frictions sur le ventre, afin d'obtenir des pollutions prématurées, et dont j'étais bien éloigné de soupçonner tout le danger, lors-qu'un enfant gâté qui l'avait appris d'une bonne, qui avait tous les vices en partage, voulut m'instruire de la véritable manière d'exécuter la masturbation, et d'après les principes qu'il avait reçus aussi dans plusieurs autres pensions, c'est tout en m'engageant de commencer avec lui et par lui, que je le repoussai avec horreur ; mais aussi je redoublai avec une telle persévérance la méthode que je connaissais, et que j'avais suivi jusqu'alors, que les bâtons de chaises, les pieds de table, ceux des bancs, les colonnes du lit, les rampes d'escaliers, tout ce que je rencontrais de rond et dur, me devint propice et servit à me satisfaire dans mes momens de frénésie solitaire.

Mes excès alors furent portés au point que vers ma quatorzième année, époque de ma puberté, j'étais obsédé par des éjaculations involontaires qui avaient lieu toutes les nuits ; au bout de sept à huit mois elles me fatiguèrent tellement que je les avouai, et l'on chercha tous les moyens d'y remédier ; plusieurs médecins furent consultés, entr'autres le célèbre CORVISART, tous me donnèrent des conseils, ils me prescrivirent un régime ; j'ai tout fait, tout exécuté avec la plus grande exactitude ; et rien ne m'a réussi de manière à pouvoir dire que je sois revenu à un état de santé, sinon parfait, au moins passable.

Quoi qu'il en soit, malgré tout ce que je viens de vous rapporter, Monsieur, j'ai encore conservé un embonpoint raisonnable, et toute l'apparence d'une santé assez bien établie ; je suis parvenu à une taille de cinq pieds six pouces avant d'avoir atteint ma vingtième année : à l'exception de tiraillemens d'estomac qui se répètent assez souvent ; tout ce que je mange est assez bien digéré, mon appétit est généralement assez bon. Si à l'aide de vos sages conseils je pouvais venir seulement à bout de me délivrer, comme je le désire, d'une foule d'idées toutes plus lubriques et plus lascives les unes que les autres, qui me poursuivent en imagination pendant les nuits entières, peut-être ne serais-je plus accablé par les éjaculations involontaires par lesquelles je les sens toujours arriver à terme et d'une manière plus ou moins abondante : ce qui me fatigue horriblement, je ne pourrais vous exprimer tout mon bonheur, car étant rendu à moi-même, il ne me resterait plus qu'à chasser cette humeur sombre et morose, accom-

pagnée d'une taciturnité défiante qui ne me quitte
pas ; c'est même pour la dissiper qu'on me propose
de séjourner, pendant toute la belle saison prochaine,
dans une campagne aux environs de la capitale ;
croyez-vous que cela puisse m'être utile, car je suis
désespéré de tout, j'attends là-dessus vos avis, et je
finis en vous assurant de la stricte et parfaite exécution
de tous vos conseils.

« Tels sont, Monsieur, les faits que j'ai cru devoir
extraire de ma correspondance avec les personnes
qui m'ont consulté par écrit. Sans doute je devrais
terminer là toutes ces narrations confidentielles
qui n'inspirent rien de bien agréable ; mais comme
pour certains individus que cette passion d'onanisme
égare au-delà de toute raison ; comme pour ceux qui
n'en ont éprouvé que de faibles atteintes, on ne
saurait trop multiplier les exemples et les appuyer sur
des preuves incontestables, je vais vous faire part de
ce que j'ai recueilli en compulsant les auteurs qui se
sont occupés de ce sujet, et qui l'ont tous traité de
la manière la plus étendue, »

Ce sera l'objet de ma seconde lettre.

LETTRE II.

Paris, ce 10 Mars 18....

CELSE, médecin célèbre, assure que les jeunes gens qui se polluent deviennent pâles et efféminés, engourdis, paresseux, lâches, stupides, et mêmes imbéciles.

Salmuth nous apprend que deux individus, qui s'étaient livrés de fort bonne heure à la masturbation, étaient devenus fous, et que le cerveau de l'un était si prodigieusement desséché, qu'on l'entendait vaciller dans le crâne (1).

En mil sept cent soixante-six, dans une dissertation dont M. Thouret était président, pour preuve que la sympathie pouvait être appuyée par la seule observation des faits, l'auteur ne craignait pas de soutenir que d'après les terribles effets de la masturbation, les douleurs qui se manifestent ordinairement, tout le long de la colonne vertébrale, étaient d'autant plus atroces, que l'individu devenait d'une maigreur tellement poussée à l'extrême, qu'il était pour ainsi dire desséché, que les fonctions de l'estomac étaient bientôt troublées et perverties, au point que le plus souvent il en résultait suppression de l'urine, douleur gravative à la tête, faiblesse de la vue par suite de la dilatation excessive des pupilles, perte absolue et complette de la mémoire, que de toutes les affections morbides, qui venaient fondre sur l'individu, l'hypo-

---

(1) Decur. 11, ann. 5, append. obs. 88, page 56.

chondrie était la plus notable et la plus marquée ; il termine en s'écriant qu'il lui serait impossible de faire une énumération complette de la multitude inouïe des maux qu'entrainent à leur suite, sur l'économie générale, tous les organes de la génération, lorsqu'ils ont été trop souvent excités, ou lorsqu'on en a abusé avant leur développement pour les fonctions qui leur sont destinées par la nature.

M. Tissot, célèbre médecin de Lausanne, mort, regretté des savants et d'une foule immense de personnes de tous les rangs, qui chaque jour se rendaient auprès de lui pour être traitées sous ses yeux et d'après ses conseils, M. Tissot, dis-je (*Traité de l'Onanisme*), assure avoir vu deux jeunes gens qui ne pouvaient attribuer qu'à ce malheureux défaut l'état désespérant dans lequel il les trouva l'un et l'autre. « La mala-
» die de l'un, dit-il, commença par une lassitude et
» une faiblesse dans le corps, surtout vers les lombes ;
» elle fut accompagnée de la contraction de tendons,
» de spasmes périodiques et de la maigreur, de manière
» à détruire tout le corps : il sentait aussi de la douleur
» dans les membranes mêmes du cerveau, douleur
» que les malades nomment *ardeur sèche*, et qui brûle
» continuellement en-dedans les parties les plus im-
» portantes.

« L'autre malade était d'une fort jolie figure. On
» l'avait souvent averti du danger auquel il exposait
» ses jours ; il fut sourd à cet avis, et il devint si
» difforme avant la mort, que la grosseur charnue
» qui paraît au-dessus des apophyses épineuses des
» lombes était entièrement affaissée. »

M. Tissot nous apprend encore, par le même ouvrage, que l'épilepsie est souvent une suite de la même habitude (1). Il cite deux faits à l'appui de cette assertion : l'un et l'autre lui ont été communiqués par M. le professeur *Stehelin*. Le premier concerne un jeune homme de quatorze à quinze ans, lequel est

---

(1) Nous avons aussi traité plusieurs épileptiques qui doi‑
vent leur maladie aux mêmes excès.

mort dans des convulsions épileptiques, ou du moins fort semblables, et qui provenaient uniquement de la masturbation. M. Tissot tient le second fait de M. *Zimmermann*, premier médecin de S. M. le roi d'Angleterre, qui l'a raconté de la manière suivante :

« J'ai vu un homme de vingt-trois ans qui devint épileptique après s'être affaibli le corps par de fréquentes masturbations. Toutes les fois qu'il avait des pollutions nocturnes, il tombait dans un accès d'épilepsie complet. La même chose lui arrivait après les masturbations dont il ne s'abstenait point malgré les accidens et tout ce qu'on pouvait lui dire. Quand l'accès était passé, il éprouvait des douleurs très-fortes aux reins et autour du coccix. Cependant, comme il cessa enfin cette manœuvre pendant quelque temps, je le guéris des pollutions, et j'espérais même le guérir de l'épilepsie dont les accès avaient déjà disparu. Il avait repris les forces, l'appétit, le sommeil et des couleurs naturelles, après avoir ressemblé à un cadavre ; mais, étant revenu à ses masturbations, qui étaient toujours suivies d'une attaque, il eut enfin des accès jusque dans les rues, et on le trouva mort un matin dans sa chambre, tombé hors de son lit et baigné dans son sang. Qu'on me permette ici, ajoute M. Tissot, une question qui se présenta à moi quand je lus cette observation : ceux qui se tuent d'un coup de pistolet, qui se noient volontairement, ou qui s'égorgent, sont-ils plus comptables de leur mort ? sont-ils plus suicides que cet homme-ci ?

« J'ai vu, dit M. Van-Swieten (1), des masturbateurs être attaqués de la consomption dorsale décrite par Hippocrate. J'ai employé inutilement pendant trois ans tous les secours de la médecine pour un jeune homme qui s'était attiré, par cette infame manœuvre, des douleurs vagues, lancinantes et générales, avec une sensation tantôt de chaleur, tantôt d'un froid très-incommode par tout le corps, mais surtout aux lombes. Dans la suite, ces douleurs ayant un

(1) De signis et cur. diut. morbis., lib. II.

peu diminué, il sentait un si grand froid dans les
cuisses et dans les jambes, quoiqu'au toucher ces parties
parussent conserver leur chaleur naturelle, qu'il se
chauffait continuellement auprès du feu, même pendant les plus grandes chaleurs de l'été. Je remarquai
un mouvement continuel de rotation des testicules
dans le scrotum, et le malade éprouvait dans les lombes la sensation d'un mouvement semblable qui lui
était très douloureux.

Ce détail, dit M. Tissot, laisse ignorer si ce malheureux termina sa vie au bout de trois ans, ou s'il
continua à languir quelque temps, ce qui est bien
plus fâcheux : il n'y a cependant pas une troisième
issue. »

Les pollutions fréquentes, dit Lomnius (1), relâ-
chent, dessèchent, affaiblissent, énervent et produisent une foule de maux, au rang desquels il place
l'apoplexie, la léthargie, l'épilepsie, la perte de la
vue, les tremblements, la paralysie, et toutes les
espèces de douleurs rhumatismales et goutteuses (2).

Parmi les épileptiques que je traite en ce moment,
il se trouve un jeune homme âgé de dix-sept ans, que
je soupçonne beaucoup de se masturber. Quelque tentative que j'aie pu faire, je n'ai point encore su de lui
la vérité toute entière. S'il lit cet ouvrage, ce que je
désire, il apprendra par les exemples que j'y rapporte
que, pour obtenir la guérison d'une maladie, il est
absolument nécessaire de faire cesser la cause qui l'a
produite.

Dans mon Traité des glaires, je cite l'histoire d'un
enfant mort à treize ans dans les convulsions fort semblables à celles de l'épilepsie, après une agonie qui
dura quatre-vingt-seize heures. Le genre d'efforts
qu'il faisait depuis long-temps pour expectorer, la nature de ses crachats dont la couleur était d'un gris
cendré, et qui était d'une consistance visqueuse peu
naturelle au bas âge, me firent soupçonner que sa

---

(1) lib. 11. CXLIX. Fœs., pag. 479.
(2) Med. static, sect. 6, aph. 15.

maladie appartenait à des excès multipliés de la masturbation ; d'ailleurs sa peau, dont la sécheresse était extrême, annonçait qu'une cause violente avait pu seule déterminer le retour de la transpiration vers le centre, puisque cet enfant était idolâtré, et qu'on lui avait épargné le travail, la contrainte, la contention d'esprit, en un mot, tout ce qui pouvait le fatiguer.

« Toutes les suites funestes qui accompagnent le vice de la lubricité en général, s'attachent encore plus particulièrement, et d'une manière immédiate, à ces écarts honteux qu'on nomme *onanisme*. La constitution de notre corps et le développement encore imparfait de ses organes dans un âge peu avancé ne permettent pas de douter du mal irréparable que ce vice entraîne après lui. Dès-lors la nature ne fait plus rien pour le perfectionnement du corps ; elle abandonne son ouvrage, qui languit et dépérit. Les alimens que le corps prend pour sa conservation, n'étant point digérés convenablement, ne fournissent plus de sucs restaurateurs, mais produisent des sécrétions viciées qui engendrent mille maladies, et deviennent même un nouveau stimulant pour ce vice honteux.

« Aussi la santé, ce bien inestimable, sans lequel il ne peut exister de bonheur, est promptement détruite. Je n'ai jamais pu voir sans indignation des enfans mutiler de gaîté de cœur, de jeunes arbrisseaux qui venaient de s'élancer, pleins de vigueur, du sein maternel de la terre ; mais mon cœur s'est brisé lorsque j'ai vu de jeunes enfans se mutilant de leurs propres mains, détruire ainsi le plus bel ornement de la création. J'ai souvent vu ce qui les fit tomber toujours plus profondément dans le vice, parce que leur propre société était pour eux la plus dangereuse. »

Voici l'aveu d'un jeune homme, publié par l'instituteur *Salzmann* :

« Enfin le livre de Tissot me tombe entre les mains ; mais, hélas ! beaucoup trop tard. Je lis et suis comme frappé de la foudre. Mes yeux se rouvrent, et je suis saisi de crainte et d'épouvante. J'étais à cette époque déjà exténué et semblable à un squelette : on me jugeait *phthisique au dernier degré* ; cependant je n'avais point encore soupçonné la véritable source de mon dépérissement ; mais ce moment m'en fit voir la cause effrayante. Qu'ils sont barbares les parens, les maîtres, les amis, me disais-je, qui ne m'ont pas averti du danger où conduit la masturbation, et ne m'ont pas mis entre les mains l'ouvrage de Tissot ! ou plutôt, qu'elle est grande l'ignorance qui règne encore sur ce vice et ses suites ! Je tombai dans une espèce de mélancolie qui me fit horriblement souffrir. Je résolus de me délivrer de la plus affreuse des habitudes : l'entreprise était difficile, mais non pas impossible, parce que l'onanisme avait à mes yeux perdu beaucoup de ses attraits par mon affaiblissement.

« Plaignez avec moi ma triste situation, et l'aveuglement des hommes qui se précipitent dans des malheurs affreux. Mes forces intellectuelles sont extrêmement affaiblies : mon esprit émoussé est absolument incapable de poursuivre un raisonnement. Ma mémoire est extrêmement faible, ou plutôt elle est perdue tout-à-fait. Etat d'autant plus déplorable, que Dieu m'avait accordé les plus heureuses dispositions, au point que mes maîtres et connaissances fondaient sur moi les plus grandes espérances et voyaient déjà en moi l'homme savant que je serais un jour. Je ne suis donc pas seulement incapable de m'appliquer aux travaux d'esprit, mais même de supporter ceux des muscles. Tout mon corps est affaibli et sans action; je suis maigre et décharné, et je n'ai plus que la peau et les os. Je ressemble à un squelette, et mon aspect fait horreur. Mais je ne suis pas seulement dans cet état de faiblesse absolue, je souffre encore sans relâche les douleurs les plus aiguës, surtout aux parties de la génération qui se ressentent le plus de mes écarts. Ce qui rend surtout ma situation déplorable, c'est une mélancolie qui s'est emparée de moi, et la certitude d'avoir contrarié les vues du créateur en me rendant aussi inhabile à la reproduction de mon semblable qu'à l'éducation des enfans : cette conviction me tourmente encore bien plus que ma douleur corporelle. J'aurais souvent succombé à la tentation de terminer ma triste existence, si la raison et la religion, ma seule consolation, ne m'eussent retenu. »

« Voici, ajoute M. Campe, d'autres faits de ce
genre que l'on trouve consignés dans des lettres de
quelques jeunes gens qui ont cherché auprès de moi
et secours et conseils. »

PREMIER FAIT.

« Je suis aussi une de ces malheureuses victimes de
l'onanisme. En partie la honte, et en partie le manque
de confiance m'ont empêché jusqu'à présent de l'avouer
à un médecin habile ; de sorte que j'ai différé de plus
en plus de chercher du secours. Lorsque vous propo-
sâtes il y a un an, pour prix, la question de déterminer
*les moyens les plus propres à préserver les enfans et
les adolescens du dangereux vice de l'onanisme, etc.*,
l'espérance se ranima de nouveau en moi ; je pensai que
peut-être je trouverais dans la réponse à la question les
moyens et les indications pour me traiter moi-même
et recouvrer ma santé perdue. Mais, ayant attendu
jusqu'ici vainement, le devoir de ma propre conservation m'ordonne de chercher du secours avant que
mon mal devienne irréparable. Plein de confiance en
vous, j'ose vous confesser mon état. Environ à l'âge
de seize ans je connus ce crime, et je le commis jusqu'à ce que les parties de mon corps destinées à la
reproduction fussent entièrement détruites : dès-lors
j'aperçus aussi les suites terribles de ce vice. Je les
sentis sur mon corps : j'éprouvai, par exemple, de la
lassitude, de la mauvaise humeur, de la tristesse, la
faiblesse de mémoire et du jugement ; en un mot,
je me reconnais exactement dans le portrait que Tissot
et d'autres nous ont donné de ces malheureux.

« Si vous croyez, monsieur, qu'aidé des avis
d'habiles médecins, je puisse encore rétablir ma santé,
je vous prie instamment de m'éclairer de vos conseils.
Quoique la reconnaissance d'un inconnu ne soit pas
une récompense digne de vous, je suis sûr que Dieu
et votre propre cœur vous en récompenseront. Si
j'échappe au danger dont je suis menacé, je pren-
drai la liberté de vous dire mon nom.

« Un autre jeune homme est de lui-même tombé dans ce vice; j'ignore ce qu'il a pu souffrir journellement, mais je sais qu'il n'avait pas encore seize ans lorsqu'il mourut de phthisie.

« Dans la ville de*** mourut un enfant de neuf ans, des suites de l'onanisme, après être devenu aveugle quelque temps auparavant : ces exemples sont effrayans, et m'ont fait voir toute l'horreur de ce vice.

« Mais ce qui le rend encore plus déshonorant pour l'homme, c'est la prompte et entière perversion de toutes les facultés intellectuelles. Ceux mêmes chez qui tout amour pour les travaux de l'esprit n'étaient pas encore éteint, n'avaient plus la force de réfléchir ni de fixer leur attention sur un objet. Leur mémoire, qui à leur âge est ordinairement si tenace, était affaiblie au point qu'ils ne pouvaient se rappeler ce qu'ils venaient de lire ou d'entendre. Leur imagination était si désordonnée, que, soit en veillant, soit en dormant, ils ne pouvaient voir que des images lubriques ; tout sentiment du bon et du beau dans la nature, qui nous procure tant de momens de jouissance, s'était effacé de leur cœur. Rien ne faisait plus impression sur eux, ni la vue d'une belle campagne, ni le spectacle d'une belle nuit d'été, ni le soleil levant. La conscience de leur propre incapacité pour toutes les occupations utiles, et l'impossibilité de s'attirer la bienveillance de leurs semblables, les éloignaient de plus en plus des hommes et de la société ! Peut-être craignaient-ils qu'on ne lût leur crime sur leur front ! Spectacle affligeant, je l'avoue avec douleur ! Je me retrace encore parfaitement l'image d'un jeune homme de treize ans ; l'innocence avait donné de l'éclat à son teint, et toute l'organisation de son corps, qui formait un ensemble harmonieux, annonçaient la santé comme la vigueur de la jeunesse. Son air ouvert montrait une conscience irréprochable, et tous chérissaient ce jeune homme aimable. Un funeste exemple fit naître en lui ce malheureux penchant ; il se laissa entraîner au vice de l'onanisme ; je l'ai vu, un an après, fané, le regard sombre et abattu, et dans un état de décrépitude absolue. »

J'ai su qu'il a souvent reconnu et déploré depuis son coupable égarement ; mais c'en était fait, les pertes ne pouvaient plus se réparer; il n'a plus recouvré sa première gaîté.

DEUXIÈME FAIT.

« C'est à quatorze ans que j'ai appris le secret de la masturbation proprement dite, ayant fait à cet âge mon entrée *dans une grande école*, où ce vice était connu de la presque totalité des élèves. Depuis ce fatal moment, jusqu'à l'âge de vingt-un ans que j'ai maintenant, je n'ai plus cessé d'être l'esclave de cette passion. *Couleur, fraîcheur, éclat de jeunesse, vivacité, fierté, moyens, talens, tout a avorté pour moi à partir du même instant.* Vers ma seizième année, *j'ai ressenti des douleurs à la naissance des fausses côtes, ainsi qu'une grande difficulté de respirer, qui me fatigue même encore. Une bouffissure et une tension continuelle dans toutes les parties du corps en ont été les suites.* Ce que je ne pouvois alors ni comprendre ni expliquer, je le comprends enfin aujourd'hui, et je sens aussi ce que signifiaient ces douleurs sourdes et ces souffrances aussi continues qu'indéfinissables : le voile qui me masquait mon état est tombé, j'en vois tout le péril et aussi la cause. Pourquoi faut-il que je n'aie à accuser que moi-même ? Pourquoi encore ai-je le malheur d'y avoir pensé si tard ? Je passe dans la tristesse des jours qui ne m'en promettent que de plus tristes. Il ne me faut que jetter les yeux sur un miroir pour y reconnaître la destruction de tous les avantages que la nature me destinait, et retomber dans la cruelle mélancolie qui me consume. L'idée de mon avenir est ce qui m'accable le plus. Mes parties naturelles sont ce qui a le plus souffert de mes excès : elles n'ont acquis ni les dimensions, ni le ressort qu'elles présentent chez tous les jeunes gens de mon âge ; j'ai en place des érections fréquentes et presques continues ; l'urine est épaisse, trouble, blanche ; des pertes de semence que tout provoque, c'est-à-dire

tantôt un prurit intérieur et spontané, tantôt la plus
légère pression, tantôt le simple mouvement du cheval:
mais c'est bien pis encore, une continuité des écoulemens nocturnes qui achève d'épuiser mes forces;
ce sont eux surtout qui me réduisent à la dernière
faiblesse depuis le moment où je suis devenu sujet
à ce vicieux et détestable penchant. »

TROISIÈME FAIT.

« Mon ami était tombé déjà depuis long-temps *dans
une profonde mélancolie*, et ce n'est pas sans peine
que mon amitié pour lui a pu obtenir qu'il m'en
avouât la cause. C'est à votre livre sur la masturbation
(uniquement) qu'il doit de connaître lui-même cette
cause. Il s'est livré à ce vice dès sa plus tendre enfance,
ce qu'il a toujours continué de faire jusqu'à sa dix-neuvième ou sa vingtième année. Il m'a maintes fois
assuré que jusqu'à cette époque il n'avait jamais rien
lu ni entendu qui y eût rapport.

« Il est maintenant âgé de vingt-six ans, et depuis
plus de six ans il a totalement rompu avec ce vice.
Mais l'excès avec lequel il s'y est livré fait que, depuis le même espace de temps, il *perd sa semence
sans le vouloir* (1). Entièrement dénué de connaissances sur ce qui constitue les principes fondamen-
taux de sa santé, ainsi que de sa conservation, il n'a
fait aucune attention aux maux que son dérèglement
lui préparait, jusqu'à ce que votre livre lui tombât
entre les mains. C'est alors que ses yeux se sont
dessillés, que sa conscience a commencé à lui faire
les plus vifs reproches, qu'il a reconnu l'état exalté
de son imagination, et *qu'il a pu compter chacun
des accidens que le même vice a fait fondre conjoin-
tement sur son physique*. Il croit reconnaître d'abord

---

(1) Je rapporte dans mon Traité des Glaires, dont la
7e édition, beaucoup augmentée, se vend chez Roret libraire,
plusieurs exemples d'écoulemens involontaires.

un affaiblissement dans ses facultés intellectuelles, dont le progrès est si rapide, qu'il craint de tomber dans une stupidité absolue. Il se plaint en outre d'une perte de semence qui est tantôt plus et tantôt moins considérable, d'éblouissemens, de lassitudes, principalement dans les genoux, et quelquefois de la perte entière du sommeil.

« Il a presque habituellement sur toutes les parties du corps des rougeurs qui parfois se changent en taches, et parfois présentent de la dureté. Je suis presque toujours travaillé, dit-il encore, de maux de tête, principalement lorsque je me livre, même avec précaution, à quelque mouvement qui agite plus ou moins ma tête; et si j'ai été obligé à quelque effort en allant à la garde-robe, je suis bien sûr d'être tourmenté de céphalalgie qui persiste pendant plusieurs heures.

« Sur une quantité de lettres que m'a écrites un malade du duché de Meklembourg, pendant qu'il faisait usage de mes remèdes, je ne citerai que les principaux accidens auquel ce particulier a été sujet pendant nombre de mois, quoique par intervalles. Il m'écrivit entre autres qu'il éprouvait de vives douleurs dans les testicules, et à tel point, que le droit était considérablement remonté avec tous les signes de l'inflammation : plus, des tiraillemens dans la paupière de l'œil gauche, des sueurs excessives chaque nuit, des douleurs aiguës dans la tête, dont les élancemens se portaient jusque dans l'intérieure des oreilles, et même dans celui de la gorge; des tiraillemens dans les jambes, une faiblesse extraordinaire dans les reins, des feux accompagnés de douleurs sous l'œil gauche, du froid dans l'intérieur de la verge, une sensibilité, ou plutôt une douleur vive dans les testicules, aussitôt qu'ils étaient livrés à leur poids. De sorte qu'il était réduit, pour marcher le moins du monde, à porter un suspensoir; une très-grande difficulté à rendre l'urine, qui allait même quelquefois jusqu'à la supprimer totalement; des étourdissemens, des douleurs dans le bas-ventre; l'intestin eut été rapproché sur lui-même, et fortement comprimé. »

QUATRIÈME FAIT.

« Un jeune homme, actuellement âgé de vingt-
huit ans, a eu le malheur d'être instruit de la
masturbation, lorsqu'il en avait seize, par un jeune
maître de musique. Comme il ne lui est pas même
venu d'abord en idée que cela fût préjudiciable, et
comme il crut seulement que c'était un de ces actes
qui demandaient à être faits dans le grand secret,
il n'a plus cessé de s'y livrer, en évitant les témoins.
S'étant aperçu avec le temps que cet acte était toujours
suivi d'une certaine fatigue, il s'imagina que cela
serait bon à pratiquer tous les soirs dans son lit, afin
de s'endormir plus promptement, et il en usa pendant
deux années, comme d'un excellent soporifique.
Croyant apercevoir ensuite qu'il ne dormait que trop,
il essaya du même moyen pour se mieux éveiller, et
il en usa pendant deux autres années, à titre de
réveil-matin. Ce furent donc bien quatre années
entières qu'il s'administra un pareil secours, *toujours
dans la plus parfaite ignorance de ce qu'il faisait*. Il
atteignit même le milieu de sa vingtième année sans
que personne, l'ayant pris sur le fait, eût l'occasion
de lui apprendre tout le danger et toute l'horreur de
son action. Mais il fut pour lors attaqué d'une diarrhée
si violente, qu'elle le tint au lit quatorze jours consécu-
tifs. Deux mois après il lui prit, chaque nuit, des sueurs
si abondantes, que son oreiller, ses couvertures et son
matelas n'étaient pas seulement humides, mais étaient
trempés d'eau dans toute l'étendue du terme, ce qui
lui dura six à sept semaines. A peine trois mois s'écou-
lèrent, qu'il fut attaqué d'un mal de poitrine très-
grave, accompagné d'une fièvre ardente et d'éléva-
tions sur la peau, soit rouges, soit blanches. Ce fut
dans ce pitoyable état qu'on lui fournit l'occasion de
lire l'ouvrage de Tissot, intitulé l'*Onanisme*; et celui
de Gillert *Zedekundige Lessen*. (Instruction sur les
mœurs.) Ces deux ouvrages réunis opérèrent entièrement, mais trop tard, sa conversion.

« Son humeur, naturellement gaie, ne cesse plus d'être ou de l'inquiétude ou de l'abattement. *Sa langue est constamment chargée d'une matière épaisse, que rien ne peut déterger, pas même les purgations. Il sent de plus des bouffées de chaleur, et même de la douleur dans toute l'étendue des joues. Par suite il éprouve ou de la souffrance dans la verge, ou une sorte d'enflure qui n'est pas dans l'ordre naturel. Il a, pendant les nuits, de fréquentes pertes séminales. Il est obligé très-fréquemment de lâcher de l'eau, et il a presque sans cesse au visage des pustules.* Jamais il n'est bien débarrassé de sa toux. Il a habituellement les mains *ou comme de la glace, ou tout au contraire brûlantes et imbibées de sueur, etc.*

CINQUIÈME FAIT.

« Le malheureux exemple qui m'a été fourni par un camarade d'école m'a jeté dans la foule d'infortunés auxquels les suites de la masturbation rendent le souvenir de la première jeunesse bien amer. *Ah ! si j'avais pu prévoir le moins du monde, lorsque je n'avais que quinze à seize ans, dans quel goufre on se précipite en commettant cet attentat contre le divin auteur de la nature !*

« Je suis présentement âgé de vingt-quatre ans. Souvent, oui très-souvent, j'ai commis ce crime, et quoique je me sois engagé plus d'une fois par des promesses solennelles à m'en abstenir, je n'ai prononcé ce serment que pour l'enfreindre. *La lucidité de mes yeux est considérablement diminuée, ma taille est bien éloignée d'avoir pris l'accroissement auquel je paraissais destiné.* La couleur de mon visage ne s'accorde pas mieux avec mon âge de vingt-quatre ans. Pour peu que je me donne quelques mouvements extraordinaires, la sueur m'inonde, et le battement de mon pouls devient précipité. Si je me trouve à un bal avec des amis de mon âge, tandis qu'eux se livrent, sans paraître fatigués, à plusieurs valses ou contre-danses de suite, dès la première je suis fatigué, à la seconde je suis rendu ; si je veux en risquer une troisième, je suis prêt à tomber en faiblesse ; la sueur me coule à grosses gouttes du visage, et le cœur me bat d'une si grande force, que je ne puis même respirer.

« J'ai trouvé dans le journal de Berlin (1) le détail que vous y faites d'un accident affreux dont l'unique cause a été mon malheureux vice. J'en ai frémi, et j'ai aussitôt conçu le projet de vous demander vos avis, ainsi que votre assistance. »

SIXIÈME FAIT.

« Je n'avais pas plus de quatorze ans lorsque j'ai été assez malheureux pour me laisser entraîner à la masturbation. *Sans réfléchir aucunement aux effets de cette condamnable habitude*, je me suis procuré des pollutions aussi souvent que je l'ai pu, jusqu'à ma dix-neuvième année. C'est alors que j'ai eu, pour la première fois, occasion de lire Tissot, et j'ai frémi en ouvrant les yeux sur le gouffre au-dessus duquel je me trouvais suspendu.

« *Déjà j'en suis à éprouver les nuits des pertes de semence qui répandent une mélancolie inconcevable sur toutes mes actions.* Outre que je suis devenu d'une maigreur extraordinaire, et qui cependant fait encore de temps à autre des progrès, nombre de pronostics concourent à m'annoncer que ma fin est prochaine. Les facultés de mon esprit, entre autres, ont subi un déclin que je ne puis me dissimuler ; mon imagination était vive, elle est presque nulle ; ma mémoire était heureuse, je n'en ai presque plus. Mais quand je pense que c'est ma propre main qui a creusé l'abîme de maux où je me trouve, j'ai peine à m'interdire la dernière ressource du désespoir. »

_____

(1) Il fait donc bon insérer des exemples de cette nature dans les journaux, comme avis aux lecteurs.

SEPTIÈME FAIT.

« Ma maladie consiste principalement en ce que *je ne trouve plus dans les parties naturelles toute la rigidité qu'elles sont faites pour avoir*; que j'y éprouve sans cesse une certaine chaleur et une certaine sensibilité qui ne seraient pas insupportables par elles-mêmes, mais qui le deviennent par leur continuité; et enfin que je suis tourmenté *par des pertes de semence* qui se renouvellent presque chaque nuit. Je suis devenu sujet, par suite, à des sueurs excessives; et quand je suis exposé à un certain degré de chaleur, j'éprouve dans le pourtour de l'anus des démangeaisons auxquelles je ne sais qu'opposer; *comme aussi des tiraillements* au-dessus des reins, aux vésicules séminales, etc. Cette sensibilité dans l'intérieur de la verge, qui ne me quitte point, s'augmente aussitôt que je laisse mon imagination se fixer sur quelque pensée lascive, enfin lorsque je me touche pour uriner, ce qui m'arrive assez souvent, je ressens à l'instant même une vive douleur qui me descend jusque dans les testicules. »

HUITIÈME FAIT.

« J'ai un ami qui s'est laissé tomber, il n'y a pas plus d'un an, dans le bourbier, il est déjà si affaibli qu'il a le visage pâle, jaune, décoloré, et qu'il éprouve une aversion de jour en jour plus insurmontable pour tout ce qui est travail et contention d'esprit. Il est actuellement dans sa seizième année. Votre livre, ainsi que les écrits de SALTZMAN et d'OEST, l'ont enfin éclairé sur toute l'horreur de ce qu'il s'est permis. Il se plaint souvent de douleurs violentes *à la tête et aux pieds*, mais surtout *dans les genoux*; à quoi se joint habituellement *un sommeil inquiet et interrompu*. Son état empire à vue d'œil, *des pertes de semence nocturnes*, auxquelles succède ce genre de perte que vous appelez écoulement diurne, épuisent insensiblement et entièrement ses forces. Il s'effraie aussitôt qu'il aperçoit une seule personne ou un seul visage. »

Voilà, monsieur, des détails non moins tristes que ces premiers ; mais je n'ai pu me dispenser de vous les faire connaître, parce que je les ai jugés propres à convaincre vos amis du mal qu'ils se sont fait jusqu'ici. Tout ce que je vais vous apprendre actuellement sera pour votre instruction particulière. Quoique vous ne soyez pas encore entré dans la carrière que vous vous proposez de parcourir, j'ai tout lieu de croire que vous vous ferez un plaisir d'être utile à ceux qui, retenus par la honte que leur inspirerait l'aveu de leur état, vous accorderaient une confiance qu'ils refuseraient à des personnes de l'art. Dans ma prochaine je vous donnerai la description des signes auxquels on peut reconnaître les individus qui se livrent à l'onanisme.

« J'ai l'honneur d'être, etc. »

~~~~~~

LETTRE III.

Paris, ce 20 mars 18...

L'œil hagard, terne, faible, et souvent rouge, cerné, douloureux, abattu, toujours humide; des paupières enflées, un visage décrépit, jaune et maigre, des lassitudes que le repos ne peut point terminer, des digestions lentes, des selles rares, des urines épaisses et blanches, dont l'odeur est la plupart du temps fétide, des envies de vomir et souvent même des vomissemens de matières glaireuses, une grande faiblesse dans les reins, ainsi que dans les jambes, un frisson continuel, une voix rauque, faible ou obscure, quelquefois même tout-à-fait éteinte, des sueurs excessives, sans qu'on ait pris aucun mouvement, la peau le plus souvent sèche et terreuse, une toux petite et sans expectoration, des soupirs, des bâillemens fréquens: tels sont, monsieur, les effets physiques qui résultent de l'habitude de l'onanisme, effets qui deviennent à leur tour la source des dérangemens qu'éprouve le moral de ceux qui s'y livrent; aussi remarque-t-on que la moindre difficulté les effraie, qu'ils ne se trouvent jamais bien nulle part, qu'ils sont continuellement distraits, que leur mémoire vacillante est ingrate, qu'ils ne se livrent point avec la chaleur de leur âge aux jeux qui occupent leurs jeunes camarades; que leur caractère est rarement égal, et surtout qu'ils n'ont point d'amis sincères et véritables, parce qu'ils ne le sont point eux-mêmes.

« Le masturbateur, dit le docteur Gottlieb Wogel, en vient insensiblement à perdre tout ce qu'il avait reçu de facultés morales ; il acquiert un extérieur hébété, sot, lascif, embarrassé, triste, mou ; il devient ennemi, paresseux, et incapable de toute fonction intellectuelle ; toute présence d'esprit lui est interdite ; il est décontenancé, troublé, inquiet aussitôt qu'il se trouve en compagnie ; il est au dépourvu, et même aux abois s'il lui faut seulement répondre à un enfant : son âme affaiblie succombe sous la moindre tâche. Sa mémoire, s'altérant tous les jours de plus en plus, il ne peut comprendre les choses les plus communes, ni lier ensemble les idées les plus simples ; les plus grands moyens et les plus sublimes talens se trouvent bientôt anéantis ; des connaissances précédemment acquises s'oblitèrent, l'intelligence la plus exquise devient nulle, et ne donne plus aucun produit ; toute la vivacité, toute la fierté, toutes les qualités de l'âme par lesquelles ces malheureux subjuguaient ou attiraient ci-devant leurs semblables les abandonnent, et ne leur laissent plus d'autre partage que le mepris ; le pouvoir de l'imagination a pris fin pour eux ; il n'y a plus aucun plaisir qui les flatte ; mais, en revanche, tout ce qui est peine et malheur sur le reste du globe semble leur être propre. L'inquiétude, la crainte, l'épouvante, qui sont leurs seules affections, bannissent toute sensation agréable de leur esprit. Les dernières crises de la mélancolie et les plus affreuses suggestions du désespoir finissent ordinairement par avancer la mort de ces infortunés, ou bien ils tombent dans une entière apathie, et, ravalés au-dessous des animaux qui ont le moins d'instinct, ils ne conservent de leur espèce que la figure. Il arrive même très souvent que la folie et la frénésie la plus complette sont ce qui se manifeste d'abord.

Selon le docteur Franck, les masturbateurs sont non-seulement à charge à la société, mais même dangereux. Aussi ce médecin célèbre invite-t-il les gouvernemens à faire exercer sur eux la surveillance la plus active.

« Il est à ma connaissance, dans une certaine ville, ajoute Gottlieb-Wogel, un célibataire âgé de vingt-cinq ans, que la masturbation a d'abord rendu fou, furieux, mais qui depuis long-temps est dans l'état de l'imbécillité la plus absolue. Ce malheureux ne profère jamais une seule parole; il se laisse traiter comme s'il était entièrement privé de vie; il ferme les yeux dès qu'il voit quelqu'un; il a, la plus grande partie du jour, la tête penchée en avant, et se tient assis en cette attitude sur une chaise. Son unique occupation est de se frotter le pouce et l'index l'un contre l'autre, ou de déchirer une carte en je ne sais combien de petits morceaux. Son visage est pâle, défait, allongé; mais, malgré cette situation déplorable, il ne passe ni jour ni nuit sans se livrer à la masturbation. »

« Un malade, dit M. Tissot, me peignait vivement les difficultés de la victoire dans une de ses lettres. Il faut bien des efforts (ce sont ses termes) pour vaincre l'habitude qui nous est rappelée à chaque instant. Je vous l'avoue en rougissant, mes idées quoique confuses ne sont que trop portées à me représenter sans cesse des objets de concupiscence. Cette passion ne s'allume plus chez moi; il est vrai que je me rappelle en même temps tous vos avis: je combats, mais ce combat même m'épuise. Si vous pouviez trouver le moyen de détourner mes pensées de cet objet, je crois que ma guérison serait bien prompte et plus facile. »

La puissance de l'onanisme est si grande, qu'il est presque impossible de s'en corriger, surtout lorsque, sourd à la voix de la raison, on ne veut plus écouter que celle de ses sens. Sans cesse poursuivi par le désir de cette jouissance illicite, on se voit précipité dans l'abîme sans pouvoir l'éviter. Heureux ceux qui n'ont point entièrement oublié les sentimens religieux que des hommes aussi respectables que désintéressés leur ont enseignés dans leur enfance! En se rappelant ces principes et les prenant pour guides, il leur sera facile de changer de conduite. Plusieurs jeunes gens m'ont souvent avoué que, sans la religion, il leur aurait été impossible de renoncer au désir toujours renaissant de se polluer.

L'un d'eux, aujourd'hui âgé de vingt-cinq ans, m'écrivait-il y a quelques mois: « Élevé par un de mes frères dont la piété était exemplaire, j'ai joui jusqu'à l'âge de quinze ans de la tranquillité d'âme la plus parfaite et de la félicité la plus douce. Plein d'attachement et de respect pour mes parens, et jaloux de me rendre de plus en plus digne de leurs bontés, je travaillais à mes devoirs avec un courage qui était tous les jours couronné de succès. A la fin de chaque année je remportais les premiers prix, et je passais les vacances au milieu des plaisirs. Ce fut au commencement de celle de 18... que je fis la rencontre d'un jeune homme de mon âge, ou à peu près, qui m'instruisit de l'onanisme. Le malheureux! il lui fallait un complice, disons mieux une victime : j'ai failli le devenir, car ma passion m'avait tellement dominé, que, quoique instruit de tout le danger auquel elle exposait mes jours, je ne laissai pas de la satisfaire.

« La religion a pu seule me faire remporter sur mes sens une victoire qui avait échappé à l'amour même de ma propre conservation. Heureusement qu'il n'y avait que huit mois que je faisais le plus horrible des métiers, lorsque je me confiai à un de mes camarades qui me parla de l'altération de mon teint, et qui avait été témoin de plusieurs attaques de nerfs dans lesquelles je perdais connaissance. Ce camarade, qui n'avait point cessé d'être vertueux, et qui parvint aisément à me faire marcher sur ses traces, en était bien récompensé par les avantages que lui procurait une excellente santé, et des succès soutenus qui le faisaient estimer des professeurs et chérir de ses parens. Ce brave jeune homme, que n'avaient pu gagner les suggestions de quelques malheureux de la trempe de celui dont les conseils perfides pouvaient me coûter la vie, me fit faire des réflexions si sérieuses sur l'énormité du crime dont je me rendais coupable envers Dieu, que revenant à ces idées si aimables pour les bons, et si effrayantes pour les méchans, ma conversion devint bientôt parfaite. Hélas! monsieur, il en était bien temps, car si depuis je n'ai pu jouir que d'une santé très-délicate, qu'aurait-ce été si la providence, que je remercie tous les jours, ne m'eut fait trouver un ami qui s'intéressât à mon sort. Ainsi que je viens de vous le dire, monsieur, ce brave jeune homme avait été témoin d'attaques de nerfs horribles qui m'ont quitté peu à peu. Mais, outre cela, j'avais des maux d'estomac presque continuels, et des digestions fort lentes; j'étais quelquefois des semaines entières sans aller à la garde-robe; j'avais maigri à vue d'œil, et à un teint coloré avait succédé un teint pâle défait. L'étude, qui auparavant faisait tout mon délice, me déplaisait; ma mémoire, qui depuis a cessé d'être ce qu'elle avait été jusqu'alors, refusait de me servir; je ne pouvais retenir deux lignes. Uniquement occupé de satisfaire ma passion, tout ce qui était autour de moi m'était à charge; plus de liaisons qui pussent me charmer, plus de jeux qui pussent me distraire. Le dirai-je, monsieur? mes amis les plus chers m'étaient devenus odieux, et j'étais parvenu à une insensibilité si excessive, que je me sentais capable d'apprendre la mort de mon père ou de ma mère, que j'avais tant aimés, sans verser une larme. Combien de fois n'ai-je pas songé à me détruire! »

Si tout ce que je viens de dire suffit, monsieur, pour que l'on puisse reconnaître les individus qui se polluent, il faut que vous sachiez aussi que l'on se méprendrait quelquefois si l'on rangeait dans la même classe toutes les personnes chez lesquelles on découvrirait plusieurs des symptômes que je viens de décrire: il ne faut donc point précipiter son jugement; vous aurez quelques jours l'occasion de le remarquer; les personnes qui mènent une vie sédentaire et qui se livrent en même-temps au travail du cabinet, réunissent souvent en elles la plupart des signes qui caractérisent si bien les effets de la masturbation, qu'ils les feraient souvent confondre avec les êtres tout-à-fait méprisables dont je vous occupe aujourd'hui; mais on trouve ces signes encore plus développés chez les personnes qui ont éprouvé des chagrins longs et cuisans.

J'essaierais d'expliquer ici, Monsieur, comment des causes si différentes peuvent donner des résultats égaux, si je ne l'avais déjà fait dans mon *Traité sur les glaires*, que je ne vous invite cependant à lire qu'autant que vous serez assez instruit pour pouvoir le comprendre entièrement. Le seul but que je me propose aujourd'hui, c'est de vous mettre à même de juger si les jeunes gens que vous soupçonnerez de se souiller du crime de l'onanisme sont effectivement coupables, et vous les reconnaîtrez facilement à tous les symptômes suivans, que l'on ne peut assez souvent répéter.

Vous leur trouverez dans la face une plus ou moins grande altération ; vous examinerez si elle présente de la langueur avec maigreur, bouffissure ou œdématie; si dans sa décoloration plus ou moins jaunâtre, elle est blanche, pâle ou plombée, quelquefois cadavéreuse; si dans le front, dans les sourcils, dans le globe de l'œil, et surtout dans les pupilles, vous trouvez une dilatation très grande, accompagnée d'une teinte livide sur les paupières souvent chassieuses et gonflées, les narines seront remplies de mucosités, les lèvres décolorées, jaunes dans leur pourtour, les ailes du nez plus ou moins écartées, souvent chargées de boutons, ou pustules, éruptions qui tendent continuellement à supurer.

Si vous les considérez dans leur attitude habituelle, vous les trouverez presque toujours assis, leur nonchalance ne leur permet pas de rester debout, et même lorsqu'ils sont couchés, ils ne changent de position qu'avec la plus grande fatigue.

En considérant leur peau et l'épiderme qui la recouvre, celui-ci sera terreux, âpre et rude au toucher, souvent douloureux dans plusieurs points; sa couleur générale, sans participer à celle de la face, est plus ou moins fauve; si vous y appliquez la paume de la main, sa chaleur sera plus ou moins âcre, brûlante avec picotemens dans le milieu des mains, sous la plante des pieds et surtout à la racine des cheveux; lorsqu'il arrive que ceux-ci tombent d'eux-mêmes, tous les poils se hérissent, se cassent, il survient *alopécie* complette; les ongles des pieds et des mains deviennent pâles, ils s'amincissent et se fendillent au moindre choc.

En poussant plus loin vos investigations sur les ma-

sturbateurs, si vous désirez connaître leur innervation,
c'est-à-dire l'influence directe des nerfs, dans leurs
divers tissus pour l'entretien de leurs propriétés
vitales, vous trouverez qu'ici l'altération portée à un
certain degré, par suite de leur excès, sont toujours
extrêmement graves ; principalement lorsque les sens
internes sont déjà plus ou moins affectés, vous reconnaîtrez que leur mobilité sera diminuée, ou portée
au-delà de ses limites, ou bien encore elle sera irrégulière. Dans le premier cas vous trouverez la prostration, les lassitudes, l'anéantissement et la cessation
graduée des principales fonctions nécessaires aux
fonctions de la vie. Dans le second c'est le contraire,
il y a éréthisme, tension continuelle, avec spasme
général et contraction par tout le corps ; souvent ils
sont partiels et bornés aux parties génitales. Dans
le troisième, l'irrégularité sera caractérisée par des
crampes, des inquiétudes, des soubresauts tendineux
dans tous les muscles des membres abdominaux.

Si vous portez votre examen sur l'état de leur sensibilité individuelle, vous trouverez des altérations
plus ou moins profondes et marquées, toute espèce
d'exercice dans les fonctions de la vie leur est pénible
ou leur devient irrégulière ; ils éprouvent des douleurs
tantôt vagues ou profondes, d'autres fois gravatives,
souvent pulsatives, continues, intermittentes, soit
à la tête, soit dans le thorax, accompagnées de torpeur
ou d'insensibilité dans quelques parties ; ... en les
palpant vous les trouverez tantôt brûlans, tantôt
froids, leur chaleur est très inégale, très variable,
souvent très idéale ; soit avec frissons, soit avec
tremblemens des mâchoires, avec claquement des
dents ; enfin souvent avec sentiment de chaleur très
fortement prononcé dans l'intérieur, tandis qu'au
dehors ils sont glacés.

En les interrogeant sur l'état de leur sommeil, ils
vous diront qu'il est extrêmement léger, inquiété
par des frayeurs, troublé par des rêves lubriques,
des battemens du cœur avec ou sans oppression ;
qu'ils s'éveillent toujours plus fatigués que la voille ;
mais après l'insomnie des nuits, examinez bien si,

lorsqu'ils sont tranquilles le jour, ils s'endormiraient, car il est rare de trouver rien qui soit régulier dans tout ce qui leur survient.

Si c'est en considérant tout ce qui tient à la circulation, lorsqu'elle sera vive, elle vous indiquera l'irritation ; sa langueur dénotera leur faiblesse individuelle, leur pouls vous présentera des différences remarquables dans ses battemens, tantôt grands, souvent inégaux, quelquefois souples et le plus souvent sans force.

Mais c'est spécialement dans l'acte de la respiration où vous devez vous appliquer à trouver un grand nombre de signes bien importans pour apprécier l'énergie des forces vitales qui leur restent ; ici plus les altérations en seront grandes, plus vous devrez avoir de crainte pour les suites funestes de l'onanisme ; vous la trouvez souvent haute, forte, d'autres fois entrecoupée, stertoreuse, avec ou sans douleur dans les flancs, ou milieu du dos, pour peu qu'elle soit inégale, entrecoupée, accompagnée d'oppression, de suffocation, avec expuition de matières visqueuses, gluantes, puriformes, et que leur haleine soit fétide ; si le thorax est déformé, et qu'en le percutant il ne rende plus qu'un son obscur et peu prononcé, l'état de ce malade ne peut devenir que très fâcheux.

Vous savez déjà, d'après les différents extraits que je vous ai exposés dans les consultations précédentes, que les sens externes dans les masturbateurs sont plus ou moins altérés dans leur texture, que toutes les impressions extérieures leur sont fatiguantes, douloureuses, accompagnées d'éblouissemens, de bluettes vagues, que le plus souvent ils sont sensibles à toutes les commotions vives, que d'autres fois ils ne sentent rien absolument.

Quant aux sens internes, vous rangerez dans leur altération, et vous mettrez au premier rang la somnolence, ensuite la morosité, la torpeur, la stupidité, l'indifférence et l'inattention à tous les objets qui les environnent ; la nullité complette de toutes les sensations les plus habituelles, celle de la perception la plus commune, manque absolu des idées, de la

mémoire, aussi leur jugement est de toute fausseté :
de là dérivent tous les genres de délire, soit taciturne
avec les visions extatiques, soit avec les idées lubriques
(*Satyriasis* , *Nimphonianis*) accompagnés de loquacité
verbeuse sans suite, soit avec des volontés exprimées
par des discours brefs, et qui n'ont aucun rapport
avec leurs demandes ou leurs réponses.

Vous leur trouverez la voix plus ou moins rauque
surtout au moment de la puberté ; dans la station
un peu prolongée, tous les mouvemens de leurs membres leur deviendront aussi difficiles que pénibles et
douloureux : ils sont sur le champ fatigués, dans la
marche la plus modérée ; par une promenade la
plus tranquille, ils succombent.

Dans tout ce qui a quelque rapport avec les digestions, il faut observer l'état particulier dans lesquels
se trouvent tous les organes qui y concourent, ainsi
qu'à leur mode particulier d'action ; examiner les
dents, les gensives, la langue, l'abdomen, car ici les
différents actes de cette fonction sont alors suspendus,
pénibles ou complètement pervertis ; enfin lorsque
l'appétit n'est pas suivant l'habitude ordinaire ; porté
au delà des limites il devient bizarre, les alimens
répugnent, il survient une soif ardente, dépravation
du goût, la chylification s'exécutant mal, les indi-
gestions surviennent les unes sur les autres, accompagnées de flatuosités, et suivies d'une pesanteur
accablante.

Dans les sécrétions, c'est la sueur qui devra surtout
vous occuper; comme elle est souvent particlle, irrégulière; le plus souvent aussi elle est d'une abondance
excessive la nuit comme le jour, alors l'urine devient
rare; il vous arrivera de trouver celle-ci plus ou
moins fréquente, avec douleur dans l'émission, suivie
de cuisons, d'autres fois la vessie ne se désemplit
que par rengorgement, ce qui devient extrêmement
gênant par l'humidité continuelle des linges ; les
déjections alvines, souvent involontaires, sont accompagnées de douleurs colliquatives, elles sont plus
ou moins fétides, parce qu'elles ont été mal élaborées.

Mais ici comme la nutrition est toujours suspendue

par les excès d'onanisme, on voit tous ceux qui en
ont la détestable habitude, maigrir à la première
inspection; ils tombent alors peu à peu dans le marasme
et la décrépitude, quelquefois d'une manière si prompte
et si rapide, qu'en peu de jours toutes leurs parties
molles sont tellement exténuées, que leurs membres
en se desséchant leur donnent une ressemblance parfaite avec un squelette ambulant.

C'est en observant séparément chacun des symptômes dont il vient d'être fait mention, c'est en
les comparant d'une manière générale, c'est en les
combinant, en les rapprochant, que vous serez à
même d'acquérir une connaissance exacte de l'état
vrai où se trouve le malade qui demande votre avis;
il devient donc d'autant plus important pour vous de
les bien connaître, qu'il vous serait impossible de
leur prescrire des remèdes tant que vous n'aurez pas
déterminé le caractère de la maladie et surtout la
situation plus ou moins critique, dans laquelle les
excès de l'onanisme auront fait tomber tous ceux
ou celles pour qui l'on réclamera vos conseils, afin
de pouvoir les ramener à leur première santé.

LETTRE IV.

Paris, ce 2 Avril 18...

JE vous l'ai dit dans ma dernière, monsieur, l'application à l'étude, les chagrins profonds trop longtemps prolongés peuvent produire des accidents que l'on attribuerait bien à tort à la masturbation. Vous sentez, d'après cela, qu'avant de faire des questions à tel ou tel jeune homme dont les traits altérés feraient suspecter la conduite à cet égard, on doit chercher à acquérir, sur l'origine de ses maux, les notions les plus exactes; il en est desquelles on peut tirer des inductions précieuses. Par exemple, il y a tout lieu de croire qu'on se livre à l'onanisme, si la perte de la mémoire coïncide avec celle de la fraîcheur du teint : si, de gai que l'on était, on est devenu tout-à-coup triste et mélancolique; si l'on a perdu le goût que l'on avait pour l'étude ; si l'on est privé d'appétit, sans que pour cela le médecin qui serait consulté trouvât le pouls irrégulier (1); si l'on éprouve des sueurs nocturnes, ou que des symptômes caractérisent une maladie qui appartiendrait à une cause ordinaire ; enfin si, mangeant plus que de coutume, la maigreur augmente néanmoins de jour en jour.

---

(1) J'ai remarqué que chez ceux qui s'étaient livrés avec beaucoup d'excès à la masturbation, le pouls était de la plus grande irrégularité.

Ce dernier effet, qui se manifeste assez souvent, ne doit point étonner, si l'on se range de l'avis de ceux qui prétendent avec raison que la matière dont on provoque la sortie prend sa source dans le cerveau et la moelle épinière, qu'on nomme aussi moële allongée. Hippocrate, si justement proclamé le prince de la médecine, le pense ainsi : « Les personnes, dit-il, qui font des pertes fréquentes de cette substance, que l'on doit regarder comme la plus essentielle de toutes, maigrissent et se consument, quoiqu'elles prennent beaucoup de nourriture. Ces mêmes personnes, ajoute ce grand homme, croient sentir des fourmis qui descendent de la tête le long de l'épine ; toutes les fois qu'elles vont à la selle ou qu'elles urinent, elles perdent abondamment par la verge la même matière, alors très-limpide ; elles sont privées de la faculté de se reproduire, et dans leurs songes, elles sont uniquement occupées d'idées capables d'aggraver de plus en plus leur situation : les promenades, surtout dans les routes difficiles, les essoufflent, les affaiblissent, leur causent des pesanteurs de tête et des bruits d'oreilles ; enfin une fièvre aiguë termine leurs jours. »

Les modernes ont fait la même observation qu'Hippocrate ; Hoffmann entre autres cite plusieurs faits qui prouvent que les jeunes gens qui se livrent à ce genre de libertinage ne profitent point, quoiqu'ils mangent beaucoup. De tous les exemples qu'il cite, je ne vous parlerai, monsieur, que d'un jeune homme qui s'étant livré très-fréquemment à la masturbation depuis l'âge de quinze ans jusqu'à celui de vingt-trois, eut pendant tout ce temps une si grande faiblesse de tête et d'yeux, que souvent ces derniers étaient saisis de spasmes violens dans le moment même où la matière s'écoulait ; la moindre lecture lui causait un étourdissement semblable à ceux produits par l'abus du vin : il souffrait excessivement de ses yeux, dont les paupières engorgées se collaient toutes les nuits l'une à l'autre, et rendaient aux deux angles une grande quantité de matière blanchâtre. Quoique ce jeune homme mangeât avec plaisir, il était réduit à une extrême maigreur, et dès qu'il avait mangé, il tombait dans une espèce d'ivresse.

Jusqu'ici vous avez cru, monsieur, que l'on ne pouvait se rendre coupable de l'onanisme que d'après des conseils ; mais sachez que des circonstances imprévues par les parens les plus attentifs peuvent plonger des enfans du plus bas âge dans ce vice, auquel ils se livrent ensuite assez souvent pour creuser leur tombeau, s'ils ne sont sans cesse surveillés. Tissot, Salzmann, Gottlieb Wogel, Campe, et beaucoup d'autres auteurs célèbres, citent un grand nombre d'enfans qui, par des moyens divers, étaient parvenus à se polluer : il en est beaucoup sans doute qui vieillissent avec ce défaut, auquel ils doivent un tempérament délicat, tandis qu'ils étaient nés avec des dispositions à une santé robuste.

Le jeune homme dont je vous ai parlé dans ma précédente lettre et qui est mort, à l'âge de seize ans, d'une maladie nerveuse que l'on aurait pu regarder comme une espèce d'épilepsie, contracta de lui-même cette malheureuse habitude dès l'âge de cinq ans ; j'ajouterai ici que cet enfant, né de parens sains, était constitué de manière à jouir un jour de la santé la plus brillante. Lorsque l'on s'aperçut de son malheureux défaut, il avait neuf ans : malgré toutes les précautions qu'on ait prises pour le lui faire perdre, il ne continua pas moins de se masturber jusqu'à onze ans, qu'il perdit tout-à-fait la raison : ses yeux étaient hagards et son teint terreux ; ses urines coulaient souvent sans qu'il s'en aperçut ; aussi fallait-il le coucher dans des langes comme un enfant à la mamelle.

Je ne multiplierai point les faits pour vous prouver, monsieur, que l'on peut se livrer à la masturbation sans y être invité par les exemples d'autrui ; mais quelque vraie que soit cette assertion, elle ne saurait servir à justifier les jeunes gens qui prétendraient en tirer parti pour faire croire à leur innocence.

Un enfant de quatre à cinq ans, à qui le hasard apprend cette manière de se détruire, meurt en effet innocent, parce qu'il n'a fait que céder à un

penchant dont il lui était impossible d'apprécier le
danger ; mais un jeune homme de seize à dix-sept
ans doit-il espérer de trouver grâce devant qui-que
ce soit ? Qui ne le blâmera pas de n'avoir pas renoncé
à ce vice honteux dès l'instant qu'il s'est aperçu du
délabrement de sa santé ? d'ailleurs il sent si bien
que l'acte auquel il se livre lui mérite des reproches,
qu'il ne sait où cacher sa turpitude ; il la croit aperçue
de toutes les personnes avec lesquelles il est forcé
d'avoir des relations : elle lui donne l'air timide qu'on
lui remarque lorsqu'il répond aux questions de ses
parens ou de ses maîtres, sur lesquels il ose à peine
lever les yeux, et dont il cherche constamment à
éviter la présence. Félicitez avec moi celui qui peut
encore rougir de cette situation aussi pénible qu'étran-
ge, parce qu'il ne croupira point dans ce vice ;
bientôt il n'y songera que pour en avoir horreur,
et la vertu, qu'il a quelques instants abandonnée,
le guidera de nouveau : certes, il en sera bien récompensé lorsqu'il verra disparaître pour toujours les
traces de son crime déjà exprimées sur son front
auparavant si serein.

Je ne saurais trop vous le répéter, il est extrêmement difficile de se défaire de l'habitude de l'onanisme ;
vous le croirez peut-être avec peine, parce que vous-
même n'avez pas tardé à y renoncer. Mais détrompez-
vous, il est un grand nombre de jeunes gens sur le
retour desquels il ne faut point compter ; si vous étiez
comme moi obligé de voir beaucoup de monde, vous
vous convaincriez que la corruption est parvenue
aujourd'hui à un très-haut degré ; que si les gouvernemens n'y prennent garde, avant peu, et malgré la
sévérité des lois, il sera difficile de s'opposer à tous
les maux qui doivent nécessairement produire les principes désorganisateurs professés dans les écrits de
prétendus philosophes, ou de citoyens assez vils pour
se mettre à la solde des ennemis de l'État, lesquels
savent fort bien que le plus sûr moyen de dissoudre
l'ordre social, est de corrompre l'esprit du plus grand
nombre possible des individus qui le composent.

Ce langage vous paraîtra sans doute bien étonnant,

et je sens même que je ne devrais point le tenir à un homme de votre âge, si je n'étais persuadé que déjà vous êtes capable de l'apprécier, et que de ce moment même vous vous en servirez pour ramener au seul et véritable bonheur (la paix de la conscience) ceux de vos jeunes amis qui vous paraîtraient égarés par la lecture de ces ouvrages impies.

Parmi les jeunes gens que j'ai eu occasion de traiter de maladies causées par le vice de l'onanisme, il en est un dont la lettre vient à l'appui de ce que je viens d'avancer. La voici : c'est lui-même qui va parler.

« J'avais lu de fort bonne heure de ces ouvrages dont les auteurs ont grand soin de taire leur nom, pour ne pas être voués au mépris et à l'indignation du public ; de ces écrits dont le but est si infàme, que ceux qui les présentent aux passans tremblent toujours de rencontrer sur leurs pas des agens de la police.

Si je ne craignais point, comme les vendeurs de ces monstruosités littéraires, d'être réprimandé par les hommes respectables chargés du soin de surveiller les ouvrages du jour, j'avais à redouter la juste colère de mes parents ; car ils étaient bien loin de se douter qu'au lieu d'étudier mes auteurs classiques, j'employais mon temps à corrompre mon cœur et à allumer en moi une passion que je n'aurais jamais éteinte, si, par un bienfait signalé de la providence, je ne fusse entré dans le cabinet de M. Bertrand.

Ce que je puis vous assurer, c'est que la surprise que me causa ce cabinet vraiment effrayant (1) pour le libertin le plus effréné, produisit sur moi un effet si terrible et en même temps si salutaire, que j'embrassai tendrement mon ami, et lui promis, en le remerciant de la leçon précieuse qu'il venait de me donner, de le prendre à jamais pour modèle.

---

(1) Ce cabinet, très curieux sous beaucoup de rapports, produisait sur les masturbateurs qui le fréquentaient beaucoup plus d'effets que tout ce qu'on écrit sur les dangers de la masturbation. J'ai appris que M. Bertrand l'avait transporté à Marseille.

« Je lui ai tenu parole, mais je l'avoue, si le spectacle affreux qu'offrent les travaux précieux de M. Bertrand m'avaient fort ébranlé, ma malheureuse passion avait pris tant d'empire sur moi, que, sans la religion, à laquelle mon ami m'engagea d'avoir recours, et que je n'abandonnerai jamais, je n'y eusse point renoncé. Il y avait déjà deux ans que je travaillais ainsi à la ruine de ma santé, qui, grâce aux avis que vous donnez dans un de vos ouvrages que je me suis procuré, s'est entièrement rétablie.

« Ayant appris que vous vous proposiez de publier différentes lettres que vous ont écrites des personnes qui, comme moi, ont eu à se repentir d'avoir fréquenté des libertins, j'ai cru que vous accueilleriez cette note avec empressement, et que vous croiriez utile de lui donner une place dans votre ouvrage. Agréez, monsieur, les sentimens de reconnaissance et de respect ; etc. »

Vous venez de voir, monsieur, quel changement heureux peut produire le retour à la vertu ; mais il arrive aussi très-souvent que, quoique sincère, ce retour est beaucoup trop tardif, parce que les ravages que fait la passion de l'onanisme sont devenus si considérables, qu'aucun remède ne réussit, et que le malade s'affaiblissant de plus en plus, voit arriver la mort à pas de géant. Il serait à désirer que tous les individus pour lesquels cette passion a tant d'attrait, que les conseils de l'amitié ne peuvent la leur faire abandonner, eussent été témoins de la mort d'un jeune homme arrivée il y a peu de jours, et dont la famille est d'autant plus affligée, qu'elle n'avait que lui seul. Appelé beaucoup trop tard, je prévins que tous les secours que je porterais au malade ne pourraient qu'être infructueux; plusieurs médecins l'avaient vu avant moi, mais aucun n'avait reconnu la cause d'un dérangement si subit, et ses parens eux-mêmes s'en doutaient si peu, qu'ils accueillirent avec humeur l'avis que je leur en donnai; aussi, pour les convaincre de ce que je leur avais avancé, n'a-t-il fallu rien moins que deux lettres écrites par ce jeune homme à un de ses amis, et interceptées au moment où il les envoyait porter à leur adresse. Voici la copie de ces deux lettres, écrites à ce qu'il paraît du moment où il s'est aperçu de l'inefficacité de tous les remèdes et du danger imminent où se trouvait son existence.

Actuellement pour obtenir un semblable résultat, il n'est besoin que de se transporter les jours d'ouverture, au musée Dupuytren, dans l'ancien bâtiment des cordeliers, rue et vis-à-vis l'école de médecine, en face la rue Hautefeuille, la collection des pièces d'anatomie pathologiques exécutées en cire, joints à beaucoup d'autres encore qui font partie de toutes celles qui ont été rassemblées de toutes parts sont bien capables de faire une impression durable et profonde sur l'esprit de ceux qui seraient tentés de se rendre malades par les excès d'onanisme.

PREMIÈRE LETTRE.

Paris, ce 12 février 18...

« Je sens que je m'en vais de jour en jour, mon cher B. Des maux de nerfs que j'éprouve depuis six mois, et qui ne font qu'augmenter ; des vomissemens d'une humeur qui me brûle le gosier et la bouche ; un estomac qui est devenu si mauvais, que je ne puis plus digérer les mots les plus légers, et une maigreur extrême, ne me permettent plus, mon ami, d'espérer de te revoir jamais. Je te le dis franchement, quelque brillante que fût la perspective que me donnait une fortune considérable, je ne regretterais point cette vie, si j'en étais sorti sans me rendre coupable aux yeux de l'Eternel, devant qui je ne tarderai pas à paraître. Cher ami, si j'avais été plus docile aux conseils que te dictait ton attachement pour moi, je ne serais point dans l'état déplorable où je me trouve, et à la veille de périr d'une manière honteuse. Le courage m'abandonne, je ne t'en dirai donc pas davantage aujourd'hui ; dans ma prochaine lettre, si toutefois j'ai encore la force de t'écrire, je te confierai un secret des plus importants. Crois-moi le plus malheureux comme le plus tendre de tes amis. »

S

SECONDE LETTRE.

Paris, ce 15 février 18...

« Je t'écris, mon ami, au milieu des douleurs les
plus vives ; je vais de pire en pire, et il ne me reste
plus de force que pour te donner une comission dont
la délicatesse ne me permet d'en charger qu'un ami
tel que toi. La voici :

« L.... est le camarade perfide à qui je dois ma
triste situation : va le trouver ; ne la lui dissimule point,
mais dis-lui en même temps que je lui pardonne de
tout mon cœur, pourvu que j'apprenne qu'il a pris
enfin la ferme résolution de sonder l'abîme profond dans
lequel il se précipite depuis long-temps. O mon ami !
je t'en conjure, intéresse-toi sincèrement à son sort ;
dis-lui surtout qu'il retourne à la vertu, et que sans
elle il n'est point ici-bas de bonheur véritable. Qu'il
brûle sans retard ces livres obscènes qui sont devenus
la cause des écarts auxquels nous nous sommes
livrés tant de fois. Promets-moi donc, mon ami, que
tu vas faire tout ce qui dépendra de toi pour le
retirer du précipice, et je mourrai moins malheureux. »

Comme je vous l'ai dit, monsieur, ces deux lettres
interceptées et gardées le temps nécessaire pour en
prendre copie, ont fini de dessiller les yeux des parens
de ce jeune homme, qui avait dépéri depuis six mois
d'une manière désespérante, sans qu'ils soupçon-
nassent ce qui avait pu donner lieu au délabrement
de sa santé.

Les communications que je vous ai faites jusqu'ici,
monsieur, dans les différentes lettres que vous avez
reçues de moi, vous deviendraient très inutiles, du
moins pour le moment, si je ne vous mettais à même
de donner des conseils salutaires à ceux de vos jeunes
amis qui craindraient d'avouer à un médecin leur
passion malheureuse. Je n'attendrai donc point que
vous soyez reçu docteur, pour vous apprendre à les
traiter toutes les fois que leur maladie ne sera pas

devenue assez grave pour ne point vous en rapporter
à vos propres lumières. Mais avant il est nécessaire
que je vous donne, de ce qu'on appelle tempérament,
l'idée la plus exacte possible, afin que vous ne leur
nuisiez jamais, lors même que vous ne réussiriez point
à les guérir. Ce sera le sujet de ma prochaine lettre.

J'ai l'honneur d'être, etc.

~~~~~~

LETTRE V.

Paris, ce 12 avril 18...

Il faut que vous sachiez, monsieur, que les fonctions génitales, celles qui sont destinées à la reproduction de l'espèce ne sont que temporaires, qu'elles diffèrent dans les deux sexes et aux diverses époques de la vie, que très peu actives dans l'enfance elles s'annoncent à la puberté par le développement des organes qui leur sont propres, par la sensibilité qu'elles acquièrent, par les sécrétions qui s'y opèrent, par les changemens qui surviennent spécialement dans quelques parties du corps par leur influence sur l'énergie des autres fonctions, et que les diverses actions qui composent cet ordre de fonctions s'exécutent dans le temps et à des intervalles convenables.

Quoique temporaires et restreintes à de certaines conditions, elles n'en méritent pas moins une attention particulière, car l'excitation intempestive des organes, surtout avant, pendant et après la puberté, *l'onanisme* enfin : détermine tous les symptômes de maladie dont je vous ai entretenu jusqu'à présent, auxquels vous pouvez encore ajouter non-seulement le satyriasis, et différentes autres affections locales; vous y joindrez que le plus souvent encore il survient désordre dans toutes les autres fonctions, dans toutes les facultés, que le marasme enfin, accompagné des douleurs lombaires et la multitude des anomalies nerveuses qui en sont la suite, me forcent à vous ajouter ici quelques considérations sur les tempéramens.

Malgré que la structure de l'homme soit constamment la même dans quelque climat qu'il habite, chaque individu de son espèce a néanmoins sa manière d'être particulière et relative à la combinaison des principes qui le composent ; ce qui a fait distinguer les tempéramens en bilieux, sanguin, mélancolique et phlegmatique ou pituiteux. Il suffit de vous apprendre que c'est à l'âge de quatorze ou quinze ans que cette combinaison de principes éprouve une révolution qui influe toujours sur le reste de la vie, pour que vous jugiez de tout le tort que se font, vers cette époque, ceux qui, au lieu de seconder les intentions de la nature en l'aidant à perfectionner son ouvrage, lui enlèvent au contraire ce qu'elle a de plus précieux. Ainsi que je l'ai dit ailleurs, l'arbrisseau que l'on prive de sa sève languit et meurt, de même l'homme qui consume sans réserve les sucs destinés à son accroissement, détruit les fondemens de son existence. Aussi les maladies produites par la masturbation embarrassent-elles fort souvent les médecins les plus instruits.

DESCRIPTION DES TEMPÉRAMENS,

extraite du Dictionnaire de santé.

Des médecins dont l'habileté ne saurait être contestée, mais qui ont eu la modestie de taire leurs noms, ont donné, dans le dictionnaire de santé, une description des tempéraments qui vous paraîtra sans doute un jour la plus parfaite de toutes. Quant à moi, je ne l'ai vu combattre nulle part avec des raisonnemens solides, par ceux même qui ont essayé d'en donner une meilleure. La voici mot pour mot.

« On entend par tempérament la constitution naturelle du corps, l'union et l'accord de ses principes, tant solides que liquides, qui se répriment et se tempèrent mutuellement : ainsi le tempérament ne dépend en général que du ressort plus ou moins grand des fibres, et de la réaction des liquides ; c'est par la puissance réciproque des uns et des autres, qui varient continuellement, que l'on constitue les différens tempéramens.

« Les anciens médecins ont divisé les tempéramens en autant de classes qu'ils distinguaient d'humeurs ; mais comme cette division peut jeter de la confusion dans l'esprit, nous ne distinguerons que quatre sortes de tempéramens, parce qu'on peut aisément rapporter tous les autres à ces chefs.

« On distingue ordinairement les tempéramens en chauds, en froids, en secs et en humides ; mais ces quatre qualités, ne se trouvant jamais seules dans le même sujet, sont presque toujours combinées ensemble, ce qui les modifie de différentes manières : ainsi nous distinguerons quatre sortes de tempéramens : le chaud et le sec, c'est le tempérament bilieux ; le chaud et humide, ou le tempérament sanguin : le froid et le sec, ou le tempérament mélancolique, et le froid et humide, ou le tempérament phlegmatique. »

Du tempérament bilieux.

« On reconnaît le tempérament bilieux à une grande quantité de poils noirs répandus sur le corps, à la dureté et à la maigreur de la chair, à une couleur brune et à des grandes veines, à un pouls grand et prompt, à l'opiniâtreté, à la colère auxquelles ce tempérament est sujet. Les alimens chauds et secs lui sont très-contraires, au lieu que les humectans et les rafraîchissans sont d'un usage salutaire. »

Du tempérament sanguin.

On distingue le tempérament sanguin à une quantité de poils blonds, blancs ou bruns, à beaucoup de chairs molles, à de larges veines bleues, distendues par le sang ; à un teint de couleur de rose ; à la colère, à laquelle ce tempérament est très-sujet ; à une mobilité

souple et flexible, et une grande facilité au mouvement ; il faut, dans ces sortes de tempéramens,
évacuer et tempérer, et rejeter les échauffans et les
irritans. »

Du tempérament mélancolique.

« Les signes du tempérament mélancolique sont,
la peau lisse et polie, le poil très noir, une grande
maigreur, un grand dessèchement, une couleur partout très-noire : il est aussi sujet à la colère et à la
rancune, et il a une grande pénétration d'esprit. Les
personnes de ce tempérament paraissent avoir les
vaisseaux serrés, robustes, maigres ; les humeurs
denses, tenaces, fort mêlées, qui se séparent ou se
changent difficilement.

Les substances sèches et âcres sont très-nuisibles
aux mélancoliques ; mais ils se trouvent bien de tout
ce qui humecte, rafraîchit, relâche, amolit ou dissout
doucement et sans âcreté.

Du tempérament phlegmatique ou pitui-
teux.

« Les phlegmatiques ont la peau lisse et polie ; leurs
yeux sont bleus, leurs poils sont blancs, fins, et
croissent lentement ; leur corps est blanc, enflé, mou
et gras ; leurs vaisseaux sont étroits.

Ils sont sujets à la pituite, ont très peu de passions
de l'âme, et ont l'esprit froid : les choses humides et
froides leur sont contraires ; tout ce qui échauffe,
fortifie et dessèche leur convient. »

Ne vous semble-t-il pas déjà, monsieur, qu'en ne
perdant point de vue ces descriptions savantes, vous
ne vous méprendrez jamais sur le genre du tempérament auquel appartiendra chaque malade qui dans
la suite aura recours à vos conseils, si effectivement
on peut réduire à quatre genres les tempéramens de
l'espèce humaine, et que les signes caractéristiques
de chacun d'eux indiqués ci-dessus ne varient point.

Non, sans doute, ces signes ne varient point, même
dans l'âge le plus avancé; mais il n'en est pas ainsi
de la disposition naturelle qu'a chaque tempérament
à telle ou telle maladie plutôt qu'à telle autre;
disposition qui peut se perdre à fur et à mesure que
par une cause quelconque, il s'éloigne de son état
primitif; ce qui fait qu'un traitement qui a parfaitement réussi la première fois, ne convient point dans
une seconde maladie arrivée peu de temps après. Il
existe dans une même salle trente individus à peu
près aussi âgés les uns que les autres; chacun d'eux
réunit les signes qui appartiennent au tempérament
sanguin, par exemple, et tous semblent affectés de
la même maladie, quoique plusieurs d'entre eux
se trouvent dans des circonstances bien différentes.
Si l'identité de leur tempérament et l'analogie des
symptômes manifestés chez eux les faisaient traiter
de la même manière, on en sauverait sans doute
une partie; mais on courrait les risques ou de donner
la mort aux autres, ou d'en jeter un grand nombre
dans des maladies bien difficiles à guérir. Je pourrais
vous citer plusieurs faits à l'appui de cet opinion;
je me bornerai à un seul, qui s'est passé tout récem-
ment sous mes yeux.

Un jeune homme d'un tempérament sanguin bien
prononcé, fut atteint, il y a un an, d'une maladie
inflammatoire dont il guérit: six mois après il re-
tombe malade; on appelle le médecin qui l'avait traité,
lequel, jugeant du nouvel état où se trouvait ce
jeune homme, par les symptômes qui se manifestaient,
et croyant surtout que son tempérament n'avait pu
changer en si peu de temps, prescrit le traitement
ordonné six mois avant. Mais quel est l'étonnement du
médecin, lorsqu'il s'aperçoit que les remèdes, qui
précédemment avaient produit d'heureux effets, ne
font qu'augmenter le mal au lieu de le diminuer!
Il était du nombre de ceux qui ne veulent point admettre que le moral peut influer sur le physique,
au point de causer en très-peu de temps des dérangemens graves; aussi, quoique ce jeune homme l'eût
averti que depuis six mois il n'avait cessé d'éprouver

du chagrin, il n'en persistait pas moins dans l'idée
que son âge et son tempérament ne lui permettaient
d'avoir que des maladies inflammatoires.

Je le répète, rien de plus propre à conduire à
l'erreur, que de toujours juger d'une maladie par
la nature du tempérament et par les symptômes;
aussi se tromperait-on beaucoup si l'on conseillait les
mêmes remèdes à tous les masturbateurs, parce que
les accidens qui résultent des excès de l'onanisme
sont si variés, qu'il faudrait presque un traitement
approprié à chacun d'eux.

Vous apprendrez un jour, monsieur, que, lorsque le sanguin ou le bilieux n'ont aucunement dé-
généré, ils ne peuvent en effet être attaqués, et souvent même au-delà de l'âge de cinquante ans, que
de maladies inflammatoires; mais si des chagrins
cuisans et prolongés, une étude longue et opiniâtre,
de fréquentes masturbations, le défaut d'exercice,
un séjour plus ou moins long dans des lieux froids et
humides, etc. etc., ont dérangé l'harmonie d'après
laquelle chaque organe remplissait jusque-là, et à la
satisfaction de la nature, ses fonctions respectives,
il en résulte une faiblesse qu'on nomme, en terme
de l'art, *atonie*, laquelle ne peut qu'augmenter quand,
au lieu de remèdes propres à fortifier, on n'emploie
que des remèdes débilitans.

Je viens d'essayer de vous faire comprendre ce
qu'on entend par tempérament; et peut-être concevez-
vous déjà, que le bilieux et le sanguin doivent à la
chaleur plus grande, dont ils sont pourvus, l'avantage
que la nature leur a donné sur les deux autres:
néanmoins vous auriez tort de croire que ces deux
derniers tempéramens empêchent ceux qui leur appartiennent de jouir d'une excellente santé; ce qui
pourrait vous faire errer à cet égard, c'est le langage
vulgaire. On dit en effet dans le monde: Cet homme
est mélancolique, ou cet homme est devenu phlegmatique, parce qu'on remarque que, de gai qu'il était,
il est devenu sombre et triste; que la société, qu'il
recherchait autres fois avec empressement, lui déplaît
au point de l'éviter; mais persuadez-vous bien,

monsieur, que, quoique les tempéramens bilieux et sanguins soient préférables aux tempéramens mélancoliques et pituiteux, à raison de la combinaison de leurs principes, dans laquelle il entre une plus grande dose de chaleur naturelle, que les Latins appellent *vis vitæ*, ces deux derniers n'en ont pas moins une quantité suffisante pour se maintenir dans un état de santé parfaite. L'on peut être d'un tempérament inférieur à celui d'un autre individu, et se porter tout aussi bien que lui ; seulement cette infériorité ne permet point d'entreprendre autant que lui, ni de résister aussi bien aux différentes causes dont l'effet constant est de détruire : cette diversité de puissance n'existe pas seulement entre des personnes dont le tempérament est différent, mais encore entre des personnes d'un même tempérament. Vous observerez souvent que des jeunes gens, réunissant chacun en eux les signes qui indiquent une constitution bilieuse ou sanguine, par exemple, auront supporté plus facilement les uns que les autres les effets de l'onanisme, quoiqu'ils s'y soient tous livrés avec un égal abandon.

Je dois vous prévenir que vous ne devez entreprendre la guérison d'aucun individu qu'il n'ait renoncé pour toujours à la masturbation. L'expérience vous apprendra souvent que lorsqu'on est jeune, et que l'on appartient surtout aux tempéramens bilieux ou sanguins, les ressources de la nature suffisent pour rétablir l'ordre. Vous ne conseillerez donc l'usage d'aucun médicament qu'après deux ou trois mois de repos, à dater de l'époque où l'on aura renoncé à ce vice ; vous ferez seulement prendre tous les jours à jeun, à une demi-heure ou trois quarts d'heure d'intervale, deux verres d'eau fraîche, dans lesquels vous aurez fait infuser pendant vingt-quatre heures deux feuilles d'oranger autant fraîches que possible.

Si, au bout du terme que je viens de fixer, et quoi qu'on ait été fort sage, les accidens n'ont aucunement diminué, il faudra alors prescrire un traitement plus analogue qui m'a réussi et que vous trouverez indiqué dans la lettre suivante.

J'ai l'honneur d'être, etc.

~~~~~~

LETTRE VI.

C'est ici plus qu'ailleurs, monsieur, que vous aurez besoin de ne jamais perdre de vue que dans la prescription du régime il faut accorder quelque chose à la saison, au climat et surtout aux bonnes habitudes. Vous remarquerez que les malades astreints à une diète tenue, éprouvent de grands inconvéniens lorsqu'ils s'en écartent, car dans le régime toute erreur a des suites plus graves que si on usait d'un régime plus nourrissant; par la même raison une diète tenue, uniforme, minutieuse et compassée sera dangereuse après le retour à la santé, parce que le malade en supportera plus difficilement les écarts, vous trouverez donc moins d'inconvéniens dans l'usage d'une nourriture un peu abondante que dans un régime exact et tenu.

Je désirerais beaucoup que celui que je vais tracer pût convenir à tous ceux de vos camarades dont l'indisposition reconnaîtrait la même cause ; mais ne l'oubliez jamais, quelque funestes que soient les effets de l'onanisme, ils ne le sont pas également pour tous, parce qu'ils sont subordonnés à la nature du tempérament et à un grand nombre de circonstances qui exigent toujours une étude approfondie et souvent longue, pour se mettre à l'abri des méprises.

En commençant donc à faire prendre à tous de l'eau fraîche dans laquelle on fera infuser des feuilles d'oranger, remède qui agit comme dissolvant et comme légèrement tonique, vous ne compromettrez l'existence d'aucun ; d'ailleurs il n'est point de remède plus convenable, souvent même plus efficace, lorsque l'estomac ne se trouve point surchargé, que le ventre est libre et que les digestions se font encore passablement. Si par l'usage de ce remède, dont l'innocuité ne saurait être contestée, on n'avait point encore éprouvé, au bout de six semaines, une amélioration sensible dans sa santé, il faudrait alors conseiller pour boisson ordinaire la décoction suivante, que l'on devra prendre en trois doses; la première à jeun, la seconde une heure avant dîner, et la dernière cinq heures après.

Décoction.

Prenez de quinquina concassé, 1,2 gros;
De racine de patience fraîche, deux gros;
Sommités de petite centaurée, une pincée;
De véronique mâle, *idem*;
Pour trois verres d'eau.

On fera bouillir le quinquina un quart d'heure, les trois autres objets ne doivent qu'infuser. On laissera reposer demi-heure; on en formera trois doses, qui devront être prises aux heures indiquées ci-dessus.

Vous pourriez encore avoir recours aux émulsions suivantes : la plus simple consiste à prendre :

Des amandes douces dépouillées, après les avoir fait tremper dans l'eau froide,......................vingt-quatre.
Amandes amères,.......................onze.
Sucre blanc,.......................une once.

Broyez les amandes et le sucre en y ajoutant quelques cuillerées d'eau; lorsque le tout sera réduit en pâte, versez dessus une bouteille d'eau commune, passez le tout à travers un linge et y ajoutez

Eau de fleur d'orangers,.......................quatre onces.

On peut la camphrer de la manière suivante :

Prendre douze amandes douces, et dix-huit grains de camphre, quatre onces de sucre et six onces d'eau ordinaire.

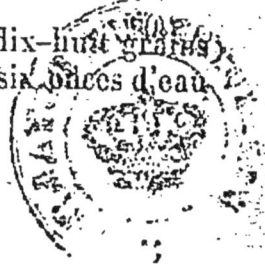

L'émulsion faite ou triture, le camphre avec une très-petite quantité de jaune d'œuf et l'on ajoute peu à peu l'émulsion.

Pour en donner de deux en deux heures, trois cuillerées à bouche à la fois.

Voilà, monsieur, une boisson bien plus tonique que la première, quoique chaque végétal qui la compose soit à une dose très-légère. Aussi devrez-vous en observer les effets avec la plus grande attention. Il en est pour lesquels elle peut devenir trop échauffante, tandis que pour d'autres il sera nécessaire d'augmenter la dose de ces mêmes végétaux ; ici le tempérament est sanguin ou bilieux, là il est mélancolique, là enfin il est phlegmatique ou pituiteux. Les humeurs des deux premiers sont susceptibles de s'enflammer par l'usage des plus légers toniques, tandis que les mêmes remèdes, portés à une dose beaucoup plus forte, ne produiraient sur les deux autres qu'un effet peu sensible. Il faut donc bien s'attacher à en graduer la dose de manière à ne jamais nuire, en produisant néanmoins tout le bien qu'on se propose par leur emploi.

L'usage de ces remèdes devra également être continué au moins pendant un mois ou six semaines, en ayant soin de le suspendre, ou du moins de rendre la boisson plus légère lorsque l'on se plaindra de trop de chaleur ; ce qui se reconnaîtra à une grande altération, à des urines plus brûlantes que de coutume, à un sommeil moins tranquille.

Dans ce cas on peut encore avoir recours à l'émulsion suivante :

Camphre en poudre, ... douze grains.
Nitrate de potasse, (sel de nitre), ... dix grains.
Sirop de Nymphœa, ... deux onces.

Dissoudre d'abord le camphre avec un peu d'éther.

Pour prendre en quatre verrées dans le courant de la soirée, dans tous les cas d'inflammation, par excès

Point de doute que les toniques ne rendent les plus grands services à la plupart des individus qui se sont

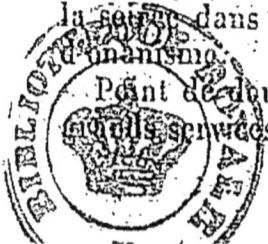

livrés avec indiscrétion à l'onanisme ; mais ils produisent souvent, employés seuls, un effet bien contraire
à celui qu'on en attend ; aussi doit-on les unir à des
purgatifs doux, quand la difficulté des digestions et
la rareté des selles coïncident avec le vomissement
d'une humeur glaireuse abondante. Vous concevez,
sans doute que vous devez abandonner le choix de
ces purgatifs à des maîtres de l'art, qui seuls seront
capables de décider de celui qu'il conviendra d'en
faire. Vous pourrez néanmoins vous permettre d'ordonner préalablement et à titre d'essai, sauf à les
faire cesser au bout de quelques jours, si l'on ne
s'en trouvait pas mieux la rhubarbe et l'extrait de
genièvre, la rhubarbe seulement à la dose de trois
ou quatre grains, prise à dîner dans la première
cuillerée de soupe, et l'extrait de genièvre à celle
de douze ou dix-huit grains, pris le soir en se couchant,
ou immédiatement après le souper.

Je viens de vous faire remarquer que ce n'était
qu'à titre d'essai que vous pourriez vous permettre de
conseiller ces derniers médicamens, dont l'action simul-
tanée est souvent suffisante pour procurer tous les
jours une selle, et rendre les digestions meilleures,
parce qu'étant encore toniques l'un et l'autre, vous
rencontrerez beaucoup de sujets, surtout parmi les
bilieux ou les sanguins, qui non-seulement ne les
supporteraient point, mais dont ils aggraveraient
même la situation, déjà désespérante pour le prati-
cien le plus instruit.

Cependant dans tous les cas où vous ne réussiriez
pas avec les moyens précédens pour calmer tous ceux
chez lesquels vous apprendrez des désirs vénériens,
trop fortement prononcés, vous auriez recourt au Julep
calmant, dont voici la formule :

Prendre Eau de Nymphœa et de Buglosse, de
chaque, ... trois onces.
Sirop Diacode, ... quatre gros.
Sel de Saturne, ... huit grains.

A prendre par cuillerée à bouche le soir avant de
se mettre au lit ; il suffirait de les répéter trois ou
quatre fois, et à demi-heure d'intervalle.

Tels sont les remèdes que j'ai cru devoir vous faire
connaître, pour vous mettre à même de rendre, à
ceux de vos camarades à qui ils deviendraient nécessaires, des services dont ils vous sauront gré.

Mais, monsieur, si tous ces remèdes sont le plus
souvent efficaces lorsqu'il s'agit de relever les forces
presque épuisées de la nature, s'ils doivent toujours
être prescrits à des doses plus ou moins grandes,
lorsque l'estomac est trop faible pour remplir ses
fonctions aisément, il est, je le répète, un grand
nombre de cas où ils nuiraient infailliblement, et
ce sont sans contredit les plus embarrassans de tous :
je veux parler de ceux qui offrent à la fois et l'irritation
des nerfs et l'atonie des parties génitales.

En vous rappelant ce que je vous ai dit plusieurs
fois, que lorsqu'on se laisse égarer par la passion
de l'onanisme, quelque heureux que soit le tempérament dont on est doué, l'on ne tarde pas à
reconnaître l'impossibilité d'arrêter les progrès du
désordre qu'occasionne toujours cette passion tyran-
nique ; vous ne serez point surpris de rencontrer des
individus qui auront tant abusé des avantages qu'ils
avaient reçus de la nature, que les maux qu'ils se
sont attirés sont devenus incurables, parce qu'il n'est
plus en leur pouvoir de s'opposer à des pertes fréquentes d'une humeur bien essentielle sans doute,
puisque l'on ne peut lui assigner d'autre source que
le cerveau. Pour étayer cette assertion, je pourrais
vous citer un grand nombre de faits ; je me bornerai
à trois. Les deux premiers sont rapportés par M. Tissot ;
le troisième est consigné dans une lettre que m'a
écrite, il y a quelques mois, un jeune homme aujour-
d'hui âgé de dix-neuf ans, et dont le tempérament
est sanguin.

PREMIER FAIT.

« J'eus le malheur, comme bien d'autres jeunes
gens (c'est dans l'âge mûr qu'il m'écrit), de me laisser
aller à une habitude aussi pernicieuse pour le corps

que pour l'âme. L'âge ; aidé de la raison , a corrigé
depuis quelque temps ce misérable penchant ; mais
le mal est fait. A l'affection et sensibilité extraordinaires du genre nerveux, et aux accidens qu'elles
occasionnent , se joignent une faiblesse ; un malaise ,
un ennui, une détresse qui semble m'assiéger comme
l'envie ; je suis miné par une perte de semence presque continuelle ; mon visage devient presque cadavé-
reux , tant il est pâle et plombé. La faiblesse de mon
corps rend tous mes mouvemens difficiles ; celle de
mes jambes est souvent telle , que j'ai beaucoup de
peine à me tenir debout, et que je n'ose pas me
hasarder à sortir de ma chambre. Les digestions se
font si mal , que la nourriture se présente aussi en
nature trois ou quatre heures après l'avoir prise ,
comme si je ne venais que de la mettre dans mon
estomac ; ma poitrine se remplit de phlegmes , dont
la présence me jette dans un état d'angoisse , et
l'expectoration dans un état d'épuisement.

Voilà un tableau raccourci de mes misères ; qui
sont encore augmentées par la triste certitude que
j'ai acquise que le jour qui suit sera encore plus
fâcheux que le précédent ; en un mot, je ne crois
pas que jamais créature humaine ait été affligée de
tant de maux que je le suis. Sans un secours particulier de la providence , j'aurais bien de la peine à
supporter un fardeau si pesant. »

DEUXIÈME FAIT.

« L. D*** , horloger, avait été sage et avait joui
d'une bonne santé jusqu'à l'âge de dix-sept ans.
A cette époque il se livra à la masturbation , qu'il
réitérait tous les jours , souvent jusqu'à trois fois,
et l'éjaculation était toujours précédée et accompagnée
d'une légère perte de connaissance et d'un mouvement
convulsif dans les muscles extenseurs de la tête ,
qui la retiraient fortement en arrière, pendant que
le cou se gonflait extraordinairement. Il ne s'était pas
écoulé un an qu'il commença à sentir une grande

faiblesse après chaque acte. Cet avis ne fut pas suffisant pour le retirer du bourbier ; son âme, déjà toute livrée à ces ordures, n'était plus capable d'autres idées, et il se livra plus fréquemment encore à cette funeste habitude, jusqu'au moment où il se sentit dans un état propre à lui faire craindre la mort. Sage trop tard, le mal avait déjà tant fait de progrès, qu'il ne pouvait plus être guéri, et les parties génitales étaient devenues si irritables et si faibles, qu'il n'était plus besoin d'un nouvel acte de la part de cet infortuné pour faire épancher la semence. L'irritation la plus légère procurait sur le champ une érection imparfaite, qui était immédiatement suivie d'une évacuation de cette humeur qui augmentait journellement sa faiblesse ; ce spasme, qu'il n'éprouvait auparavant que dans la consommation de l'acte, et qui cessait en même temps, était devenu habituel ; il l'attaquait souvent sans aucune cause apparente, et d'une façon si violente, que, pendant tout le temps de l'accès, qui durait quelquefois quinze heures et jamais moins de huit, il éprouvait dans toute la partie postérieure du cou des douleurs si violentes, qu'il poussait ordinairement, non pas des cris, mais des hurlemens. Pendant tout ce temps il lui était impossible d'avaler rien de liquide ou de solide. Sa voix était devenue enrouée ; mais je n'ai pas remarqué qu'elle le fût davantage dans le temps de l'accès. Il perdit totalement ses forces. Obligé de renoncer à sa profession, incapable de tout, accablé de misère, il languit presque sans secours pendant quelque mois, et il était d'autant plus à plaindre, qu'un reste de mémoire, qui ne tarda pas à s'évanouir, ne servait qu'à lui rappeler sans cesse les causes de son malheur, et à l'augmenter de toute l'horreur des remords. J'appris son état ; je me rendis chez lui ; je trouvai moins un être vivant qu'un cadavre gisant sur la paille, maigre, pâle, sale, répandant une odeur infecte, presque incapable d'aucun mouvement : il perdait souvent par le nez un sang pâle et aqueux ; une bave lui sortait continuellement de la bouche ; attaqué de la diarrhée, il rendait ses excrémens dans son lit sans s'en apercevoir ; le flux de semence était continuel ; ses yeux chassieux, troubles, éteints, n'avaient plus la faculté de se mouvoir ; le pouls était extrêmement petit, vite et fréquent, la respiration très-gênée, la maigreur excessive, excepté aux pieds, qui commençaient à être œdémateux. Le désordre de l'esprit n'était pas moindre ; sans idée, sans mémoire, incapable de lier deux phrases, sans réflexions, sans inquiétude sur son sort, sans autre sentiment que celui de la douleur, qui revenait avec tous les accès au moins tous les trois jours. Être bien au-dessous de la brute, spectacle dont on ne peut pas concevoir l'horreur ! l'on avait peine à reconnaître qu'il avait appartenu autres fois à l'espèce humaine. Je parvins assez promptement ; à l'aide des fortifians, à détruire ces violens accès spasmodiques, qui ne le rappelaient si cruellement au sentiment que par les douleurs. Content de l'avoir soulagé à cet égard, je discontinuai les remèdes qui ne pouvaient pas améliorer son état. Il mourut au bout de quelques semaines, en juin 1757, œdémateux partout le corps. »

TROISIÈME FAIT.

« Je ne connaissais aucunement le vice de l'onanisme jusqu'à l'âge de dix ans, qu'un de mes camarades du collège où l'on m'avait placé m'en instruisit : je ne saurais vous dire le nombre de fois que je m'y suis livré jusqu'à l'âge de quinze ans, alors seulement mes yeux se sont dessillés pour me faire apercevoir toute l'énormité de ma faute ; j'en ai actuellement dix-huit ; mais, quoiqu'il y ait déjà trois ans que je n'y suis plus retombé, je n'en suis pas moins affligé de pollutions fréquentes qui souvent ont lieu malgré moi pendant cinq et six nuits de suite. Lorsqu'elles m'arrivent, je fais des rêves pénibles, et j'éprouve toujours à mon lever une fatigue et un engourdissement dont je me suis quelquefois plaint ; après avoir fait à pied des courses très-longues, ma verge éprouve des tentions douloureuses, et l'orifice de l'urètre est rouge et enflammé.

« Je ne jouis jamais d'un sommeil tranquille ; toute la journée je suis plus triste que de coutume. J'ai changé quatre fois de pension, et partout j'ai vu ce genre de libertinage porté à l'excès : dans celle où j'ai terminé mes études, nous nous réunissions souvent au nombre de douze ou quinze pour faire ce beau manége.

« C'est sans doute à la force de mon tempérament que je dois d'avoir survécu à presque tous mes camarades, excepté un que je rencontre assez souvent, et qui mène une vie bien triste ; tous sont morts dans les tourmens les plus affreux.

« Y a-t-il encore pour moi, monsieur, quelque espoir de guérir ; il n'est point de privations qui me coûtent, si je puis y compter, et ce qui me le fait un peu espérer, c'est que mes digestions se font encore assez bien.

Je viens de vous dire qu'il n'était point en mon pouvoir de m'opposer à de fréquentes pollutions, dont l'effet, je ne le vois que trop, est de me miner chaque jour. Et comment pourrais-je m'en débarrasser, lorsque mon imagination accueille malgré moi les idées les plus obscènes ! »

Voici ma réponse à ce jeune homme. Plus d'une fois sans doute vous aurez occasion, monsieur, de conseiller le traitement que je lui indique :

« Nous ne pouvons réussir à déconcerter votre ennemi, pour le vaincre par la suite ; qu'autant que vous serez assez heureux pour changer totalement la nature de vos idées ; leur influence sur votre physique est telle, que, quelque bienfaisans que puissent être d'ailleurs les remèdes que je me propose de vous prescrire, elle en rendra toujours l'effet presque nul. Je bornerai là, monsieur, tout ce que je dois vous dire à ce sujet, pour ne plus m'occuper que des moyens de réparer le mal que vous vous êtes fait jusqu'ici.

« Au reçu de ma lettre, vous vous mettrez à l'usage de l'émulsion suivante ; vous la continuerai au moins six semaines de suite, en ayant soin de la suspendre dès qu'elle fatiguera votre estomac, que vos digestions deviendront lentes et vos selles plus rares. Vous serez le maître, lorsque vous le trouverez plus commode, de substituer à cette émulsion une infusion de fleur de violette édulcorée avec le sirop de guimauve, une cuillère à bouche pour chaque verre ; faute de cette infusion, vous pourrez vous borner à ce sirop, étendu dans de l'eau pure.

Voilà, monsieur, le traitement simple que j'ai cru devoir vous ordonner, et à l'aide duquel je me propose de remplir deux indications bien importantes ; celle de calmer le genre nerveux déjà trop irrité. Il est encore des moyens accessoires qui peuvent concourir au rétablissement de l'ordre, comme les bains de rivière pris pendant l'été, un exercice modéré auquel vous vous livreriez tous les jours.

Je ne vous désignerai aucun des alimens que vous devez préférer, je vous inviterai seulement à user avec discrétion de tous ceux que vous digérerez facilement, et qui flatteront le plus votre goût ; j'en excepte cependant les viandes grasses, toute espèce de pâtisserie, et les mets poivrés ou épicés : vous devez aussi vous priver de liqueurs. Si, au bout d'un mois, vos pollutions étaient toujours aussi fréquentes, et surtout si une humeur visqueuse continuait de sortir goutte à goutte par le canal de l'urètre, il faudrait tous les soirs, en vous couchant, vous appliquer sur les parties, pour l'y laisser toute la nuit, de la boue de coutelier, que vous envelopperiez entre deux linges. Voici la recette de l'émulsion :

« Prenez une demi-once des quatre semences froides, une demi-douzaine d'amandes douces, écorcez les unes et les autres, et pilez-les dans un mortier de pierre, en versant peu à peu par-dessus une pinte de décoction d'orge mondé ; passez ensuite par un linge et édulcorez avec une once de sirop de guimauve : autant que possible cette boisson doit être prise tiède. La dose est pour vous de quatre verres par jour, deux à jeun, à une heure d'intervalle ; le troisième une heure avant dîner, et le dernier six heures après. »

Ainsi que je l'ai déjà annoncé, ce jeune homme est d'un tempérament sanguin, et, ce qui est fort rare, lorsqu'on s'est comme lui masturbé long-temps et

avec excès, son estomac est bon ; mais les pollutions
qu'il éprouve aujourd'hui le conduiraient lentement
à la vérité, mais infailliblement, au tombeau, s'il
ne faisait tous ses efforts pour mettre fin à ses pollutions
nocturnes : comme elles dépendent d'un sang très-
échauffé et constamment agité par des idées qu'a
fait naître sa passion malheureuse, rien ne m'a paru
plus convenable que des boissons propres à diminuer
l'irritation de ses nerfs, et à enlever ainsi à son
imagination, toujours prête à s'exalter, des moyens
dont elle disposait à son gré pour le miner insensiblement, comme il le dit lui-même. Ce traitement, bien
facile à suivre m'a réussi assez souvent en pareil
cas ; mais il ne peut être prescrit, qu'autant que
l'estomac remplit bien ses fonctions, et qu'il n'est
point surchargé de glaires, de cette humeur qui,
comme je l'ai dit dans celui de mes ouvrages dont je vous
ai déjà parlé, résulte des digestions imparfaites ou de
la matière transpirable répercutée et condensée par
un principe acide avec lequel elle a de l'affinité, dont
le propre est d'absorber la chaleur naturelle de tous
les points où elle se trouve, et de les priver presque
entièrement de leur énergie.

Ils sont donc bien malades, me direz-vous, monsieur,
ceux dont l'estomac remplit mal ses fonctions, et
qui sont en même temps atteints de pollutions fréquentes occasionnées par le pouvoir d'une imagination
qu'égare la passion de l'onanisme ! Ah ! sans doute,
et leur situation est d'autant plus embarrassante,
que deux indications très-opposées se présentent à la
fois, celle de rafraîchir les fluides et de les purifier,
et celle de fortifier la fibre trop relâchée des organes
digestifs ; aussi cette complication inquiétante qu'offre
le dédale des maladies produites par les excès de l'onanisme a-t-elle fait dire, à tous les médecins qui s'en
sont occupés, que leur guérison était la plupart du
temps impossible.

« Cette cause terrible dit Gottlieb Wogel, donne
» très-souvent aux maladies une marche bizarre qui
» déconcerte et jette dans la dernière perplexité les
» plus habiles, même les plus éclairés d'entre les mé-

» decins ; l'embarras qui résulte de ce que tant de
» forces, les unes soulevées par l'effervescence ; les
» autres enchaînées par l'oppression, se heurtent et
» sont toutes hors de leur véritable ressort ; l'irrita-
» tion singulièrement contrariante, et quelquefois
» très orageuse, d'une acrimonie plus ou moins enve-
» loppée, et l'appauvrissement d'un sang qui participe
» nécessairement de la faiblesse générale, et qui ne
» circule qu'avec la plus grande peine ; l'embarras
» habituel par la présence des glaires dans les pre-
» mières et les secondes voies ; un aigre qui très-
» souvent se mêle à ces glaires, vu le peu de ressort
» des entrailles, c'est-à-dire, autant d'effets qui ne
» manquent jamais d'être causés, même assez prompte-
» ment par la masturbation.

« Voilà ce qui se réunit personnellement pour déranger de mille façons le cours des maladies. »

» Voilà ce qui les complique à l'excès.

» Voilà enfin ce qui oppose nombre d'obstacles aux
forces qu'aurait la nature pour se défendre contre le
mal, et ce qui l'empêche de pouvoir s'aider des
ressources que la maladie par elle-même ne lui
ôte pas ; mais ce qui se joint encore à tout cela,
c'est que beaucoup de ces malades ne peuvent supporter des remèdes qui en sauveraient d'autres, et
se trouvent par cette raison de plus en plus difficiles
à traiter. »

Vous voyez d'après cela, monsieur, qu'il est un grand
nombre de cas dont les médecins seuls peuvent juger ;
aussi dès que vous vous apercevrez du peu d'effet
des remèdes simples dont je viens de vous faire connaître l'usage, devez-vous engager vos amis à recourir
à leurs conseils.

Je devrais terminer là une correspondance beaucoup
trop longue pour tout autre que vous, monsieur,
mais je ne compléterais point le petit cours de médecine
que vous venez de suivre, si je ne vous entretenais de
leur convalescence et si je vous donnais des notions
précises sur plusieurs autres moyens qui vous servi-
ront à les ramener à la santé.

Ce sera le sujet d'une septième lettre.

~~~~~~

LETTRE VII.

Monsieur,

C'EST surtout pendant l'usage des remèdes dont j'ai confié l'emploi à votre sagacité et à votre attachement pour vos malades, que je me propose de comprendre en première ligne les alimens dont ils doivent faire leur nourriture principale. Nous examinerons ensuite si l'usage des purgatifs peut leur être de quelque nécessité dans leur traitement. Nous parlerons de la saignée, des clystères, du régime laiteux, des bains ; enfin nous terminerons par l'exercice si nécessaire dans la convalescence.

DU BOIRE ET DU MANGER.

Si les complications multipliées et bizares que présentent les maladies produites par la masturbation rendent la plupart du temps les médecins les plus expérimentés incertains sur le choix des remèdes, celui des alimens n'exige pas moins d'attentions et de prudence pour que l'effet des uns ne soit pas annulé par l'effet des autres ; ainsi par exemple un homme pour qui l'usage des amers serait utile, n'en obtiendrait certainement pas ce qu'il en attendrait si tous les jours il mangeait de l'oseille, ou quelque autre substance également acide.

Les acides ne conviennent point aux individus dont l'estomac est faible et surchargé de glaires. Il en est de même des viandes gélatineuses, comme celles de veau, d'agneau, etc.

Il est bien difficile, j'en conviens, de faire observer un régime aussi sévère qu'il le faudrait à des jeunes gens qui ne veulent avouer leur position ni à leurs parens ni à leur maître de pension.

Lorsque vous exercerez la médecine, vous rencontrerez beaucoup de gens qui, par respect humain ou par défaut de fortune, seront dans l'impossibilité d'exécuter vos ordonnances. Dans ce dernier cas, que faire? L'excellence de votre cœur vous le dira sans doute assez; ou vous contribuerez de votre bourse, ou vous demanderez des secours à celles des personnes riches dont vous aurez la confiance; et vous serez discret, afin que ceux dont vous aurez ainsi sauvé la vie ne se trouvent pas un jour mille fois plus malheureux d'avoir survécu que d'avoir succombé.

Persuadez-vous bien, monsieur, que d'un régime exactement suivi dépend presque toujours la guérison des maladies, et particulièrement de celles occasionnées par les excès de l'onanisme.

Chez les unes vous serez forcé de faire suivre un régime fortifiant, de recommander l'usage d'un bon vin vieux à plus ou moins haute dose auquel vous joindrez des viandes succulentes, bouillies ou rôties; mais d'une digestion facile: les potages avec les pâtes, les fécules préparées au bouillon gras, les panades avec mélange; des purées de fèves, pois, haricots, lentilles.

Chez les autres, vous insisterez plus spécialement sur les chairs du mouton, et du bœuf bouillis, aromatisés légèrement et acidulés avec un peu de vinaigre ou de citron, vous défendrez les crudités, les légumes, le beurre, le laitage, les œufs, le fromage de toute espèce.

Comme le premier objet dans un traitement doit être l'observation d'un régime doux et léger, vous serez obligé de le faire consister alors dans l'usage continué des viandes blanches seulement bouillies, ou rôties ; mangées chaudes ou froides, d'éviter avec soin les pois, les haricots, tous les fruits crus, d'empêcher le poisson, et surtout d'interdire les liqueurs, le café à l'eau, le thé, la bierre, le cidre, en se bornant pour boisson à du bon vin vieux, soit pur, soit coupé avec un ou deux tiers d'eau ordinaire.

A l'usage des viandes blanches bouillies ou rôties dont les malades se fatiguent quelquefois assez promptement, vous pourrez ajouter quelques autres objets, tels que les fricassées de poulets, des légumes frais cuits au bouillon gras, assaisonnés agréablement, des compotes de fruits cuits à moitié sucre ; mais ayez soin de bien considérer la nature et la quantité des alimens, évitez avec soin tous ceux qui seraient nuisibles pour n'y plus revenir, tous ceux enfin qui pourraient avoir causé des flatuosités de rapports aigres : c'est très-souvent assez ordinaire après avoir mangé de la pâtisserie, du laitage, du beurre, des poissons frits.

Sans entrer dans d'autres explications, voici en général les moyens sur lesquels vous établirez la prescription du boire et du manger chez vos malades...... Vous leur recommanderez de se borner à toutes les viandes bouillies, grillées, rôties, légèrement assaisonnées, mangées chaudes ou froides ; vous verrez qu'il leur devient très important d'éviter les graisses, les huiles, le beurre, les légumes, surtout les farineux, le laitage, le fromage, le poisson, les œufs, enfin tout ce qui est venteux, ou d'une digestion pénible, ce que l'expérience aura appris au malade ; vous leur prescrirez les compotes de fruits cuits à moitié sucre, leur boisson un peu de vin pur, vous choisirez le vin rouge léger, coupé avec de l'eau ordinaire : tout ceci devra être continué régulièrement et long-temps pour en tirer quelque avantage ; le cidre, la bierre et tout ce qui est fermentescible doit être interdit, les liqueurs spiritueuses principalement.

Voici une liste des volailles dans lesquelles ils pourront prendre indifféremment celles qui leur conviendront le mieux à leur goût, ou qui leur seront plus faciles de se procurer.

Dans celles de basse-cour, les poulets, poulardes, dindons jeunes, les pigeons, perdrix, cailles et bécasses; dans le gibier à plume, les râles, bécassines et mauviettes dans la saison.

Dans les poissons, ceux de mer doivent être préférés, mais cuits au court bouillon, ou acidulés ensuite par une sauce piquante, pour les manger cuits à l'eau.

Si les œufs ne leur fatiguent pas l'estomac, vous pourriez les leur conseiller ainsi que les asperges, les artichauts, la chicorée, les laitues cuites au gras, pourvu toutefois qu'ils ne soient point sujets aux pollutions nocturnes tous les jours, ou à un écoulement séminal qui aurait continuellement lieu par la verge. Les oignons blancs, les carottes frites au beurre frais, le beurre frais lui-même, leur conviennent aussi, mais en petite quantité.

Toujours en usant avec discrétion du vinaigre, ils peuvent manger et se trouver fort bien des salades de céleri, de cresson et de chicorée sauvage; mais comme ces trois plantes sont très-chaudes, il ne faut point les conseiller à ceux qui doivent se priver d'artichauts et d'asperges.

Voilà, monsieur, tout ce que j'avais à vous dire sur cette partie intéressante du traitement appelé le régime.

DES PURGATIFS

Dans le traitement des maladies produites par l'onanisme.

Lorsque les digestions sont faciles, que l'on va tous les jours à la selle, et que des sueurs nocturnes ne tourmentent point le malade, les purgatifs, loin d'être utiles, sont dangereux, parce qu'ils dérangent, au moins pour quelquetemps, des fonctions importantes.

Mais, comme je l'ai déjà dit, il est rare qu'à la suite des excès de la masturbation, l'estomac et les intestins conservent entièrement leur énergie naturelle; les sanguins et les bilieux peuvent seuls offrir ces sortes d'exceptions.

Les purgatifs (je n'entends parler ici que des minoratifs) sont donc souvent indiqués, pourvu toutefois qu'on les allie avec des toniques, et qu'on les prescrive à des doses très-légères; il suffit que le malade éprouve chaque vingt-quatre heures une ou deux selles. On peut ainsi les conseiller sans inconvénient plusieurs jours de suite : du reste, on ne doit point oublier que l'on n'atteindrait point le but que l'on se propose si le malade n'était pas bien nourri. J'ai remarqué souvent que, sans cette précaution, la guérison était fort lente lors même qu'elle ne devenait pas impossible.

DE LA SAIGNÉE.

La saignée peut-elle être utile pour combattre les effets de l'onanisme?

S'il est des situations qui exigent qu'on ménage le sang, c'est sans contredit celles qui sont produites par les excès dont nous avons parlé jusqu'ici, parce qu'alors ce fluide est appauvri, et non trop abondant, et que par conséquent on est loin d'avoir à craindre la réplétion des vaisseaux, seul motif qui doive décider à pratiquer une ou plusieurs saignées. Ni la nature du tempérament, ni la jeunesse, ni la force apparente d'un individu ne suffisent donc point pour faire recourir à ce moyen, qui ne peut réussir que dans les affections inflammatoires, dont le nombre est bien moins grand qu'on ne l'imagine. On m'objectera sans doute qu'il se développe chez quelques masturbateurs des symptômes qui semblent appeler l'emploi de la saignée, comme un teint très-animé, des yeux étincelans, une peau brûlante, un pouls dur et irrégulier, et une constipation opiniâtre ; mais pour sentir l'inconvénient de la saignée, il suffit de faire attention qu'à ces signes se joignent toujours l'irritation des nerfs et la difficulté des digestions.

DES LAVEMENS.

Les personnes qui se sont livrées avec excès à l'onanisme, doivent-elles recourir aux lavemens pour s'opposer aux effets d'une longue constipation ?

La constipation qui résulte des excès de la masturbation n'a le plus souvent lieu que parce que l'estomac digère lentement et que les intestins n'ont point assez d'énergie pour se contracter et se débarrasser de la matière fécale : la constipation est quelquefois si opiniâtre, qu'il n'est point rare de rencontrer des masturbateurs qui sont des semaines entières et plus sans pouvoir aller à la garde-robe.

Une erreur bien funeste à fait croire jusqu'ici que cette indisposition était constamment occasionnée par la chaleur des intestins ; de là les nombreux lavemens que prennent quelques personnes, dans l'espoir de la faire cesser ; mais quelle est leur surprise lorsqu'elles s'aperçoivent que plus elles en font usage, plus les selles deviennent rares ? J'en connais qui en prenaient depuis plusieurs années avec aussi peu de succès, jusqu'à deux ou trois par jour, et qui, aujourd'hui n'en ont plus besoin pour aller à la garde-robe.

Il faut distinguer deux espèces de constipations ; l'une aiguë, et l'autre chronique ; la première, toujours causée par trop de chaleur, exige impérieusement, mais seulement pendant quelques jours, l'usage des lavemens, et il faut y recourir ; mais la

seconde ne saurait se dissiper qu'en rendant les digestions meilleures. J'ai observé assez de malades pour
pouvoir assurer, qu'à l'exception des individus qui
mènent une vie sédentaire et appliquée, comme les
hommes de cabinet, les employés, etc., etc., la
constipation n'a point lieu quand les digestions se font
bien. Je ne saurais donc trop recommander de ne point
accoutumer l'intestin à des lotions qui ne peuvent
que les conduire à une atonie parfaite.

On réussit encore quelquefois à aller facilement à
la selle, en se présentant tous les matins sur la garde-
robe, et en faisant de temps à autres quelques efforts
légers : il faut y rester chaque fois au moins un quart
d'heure ; de cette manière on augmente l'action péris-
taltique du tube intestinal, et l'on n'est plus obligé
d'avoir recours aux lavemens que lorsque l'on sent la
nécessité de se rafraîchir.

DU LAIT.

Les masturbateurs peuvent-ils tirer un grand avantage de l'usage du lait ?

Il n'est peut-être aucune substance animale qui
nourrisse mieux et plus vite que le lait ; mais comme
il est composé de trois parties différentes, le beurre,
le sérum et la partie caséeuse, et qu'elles se séparent
les unes des autres avec beaucoup de facilité
dans les estomacs faibles et glaireux, parce qu'ils
abondent en acide : il suit de là que le plus souvent
la partie caséeuse (le fromage) se trouve coagulée par
cet acide, et réduite en caillots, que j'ai vu souvent
vomir à la grosseur d'un œuf.

Aussitôt que l'on aperçoit de ces caillots, que l'on
éprouve une douleur vive au creux de l'estomac, un
malaise général, et des coliques suivies d'une diarrhée,
on ne peut raisonnablement continuer l'usage du

lait, qui, de ce moment, devient plutôt un corps étranger qu'une nourriture bienfaisante : néanmoins on peut obvier aux inconvéniens dont je viens de parler en y faisant infuser quatre à cinq feuilles d'oranger ou de cacis, de la véronique mâle, de l'hysope, de la sauge ou de la petite centaurée, toutes à la dose d'une bonne pincée : il faut employer de préférence leurs sommités.

Ces plantes ne doivent être jetées dans le lait que lorsqu'il bout, et en le retirant du feu.

Le sucre peut encore en faciliter la digestion ; la dose est d'une once pour trois grandes verrées.

DE L'USAGE DES BAINS.

Des bains chauds.

Les bains chauds ne conviennent qu'aux individus dont le tempérament est ou bilieux ou sanguin, pourvu toutefois que les excès de la masturbation ne les aient point fait dégénérer, et trop approcher du phlegmatique ou du pituiteux, tempérament auquel ces sortes de bains ne conviennent nullement. Ils ne doivent donc être prescrits qu'à un très petit nombre de ceux qui se sont livrés à l'onanisme, et qui se trouveraient dans la même situation que le jeune homme qui fait le sujet de l'avant dernière observation ; c'est-à-dire qu'après avoir cessé de se masturber, on continuât néanmoins d'avoir des idées capables d'agiter et d'égarer les sens.

Des bains froids.

Si les bains chauds agissent toujours comme relâchans, les bains froids produisent un effet entièrement opposé ; aussi les prescrit-on toujours dans l'intention de fortifier et de concentrer la chaleur naturelle ; mais quelque avantageux que puisse être ce remède, il ne doit être administré qu'avec la plus grande précaution : la nature étant ennemie de tout ce qui peut la surprendre.

En effet, un bain trop froid irrite, et il est impossible que celui chez lequel les organes sont trop tendus ne s'en trouve pas incommodé, ce qui se manifeste par un frisson insupportable, auquel se joignent souvent des crampes ou attaques de nerfs douloureuses ; aussi est-on loin d'éprouver tout le bien que l'on ressent à la sortie d'un bain dont le froid n'a eu lieu que par gradation.

Du reste, ces bains qui ne sont indiqués que lorsqu'il faut augmenter le ton d'une fibre trop relâchée et ranimer la force de la vie, doivent être pris de préférence en été : il est rare qu'ils ne réussissent pas chez les individus dont le sommeil est agité, et qui ont en même temps la peau brûlante.

Règle générale : on doit sortir de l'eau dès que l'effet du premier frissonnement est passé, car il faut éviter avec soin qu'il n'en prenne un second ; il vaut mieux replonger souvent le malade dans l'eau.

Il est des auteurs qui recommandent (et je suis de cet avis) de plonger dans l'eau à différentes reprises chaque fois la valeur d'une ou deux minutes, au lieu d'y rester des temps considérables ; d'autres veulent que l'on arrose seulement la tête et les mai s, puis qu'on s'y plonge tout entier, et qu'on se fasse ensuite bien essuyer, bien sécher, et se livrer à quelque exercice, ce qui peut encore être exécuté sans nul inconvénient.

Gottlieb Wogel préfère aux bains une éponge imbibée, avec laquelle il conseil de se laver toutes les parties du corps : il propose encore de se servir d'un arrosoir, à l'aide duquel on fait tomber l'eau sur le corps, en la versant chaque jour de plus en plus haut : « Il y a, dit-il, dans ce nouveau procédé, plusieurs avantages que ne présentent ni les bains dans une eau courante, ni même les éponges. »

D'accord avec tous les bons praticiens, le même
auteur défend de faire usage des bains froids lorsqu'on
est sujet aux crachemens de sang, ou que ce liquide
sort par quelque extrémité que ce soit. Il les défend
aux pléthoriques en général, à ceux qui toussent ou
qui ont la respiration courte. Il a aussi parfaitement
senti que le même moyen ne convenait point à la
goutte, aux fluxions, aux rougeurs et aux dartres.
Il faut même n'avoir ni obstructions, ni engorgement
quelconque, n'avoir jamais été attaqué de paralysie.

Il termine par prescrire des bains locaux dans le
plus grand nombre de cas : il est bon, dit-il encore,
de battre l'eau avec les mains, surtout lorsqu'on commence à y entrer. Il peut résulter des inconvéniens
terribles de la trop grande crudité ou froidure de
l'eau. La contraction, la compression et les plus
douloureux tiraillemens peuvent à l'instant se faire
sentir dans le sérotum et les testicules, même dans le
bas ventre et la vessie. On doit donc laisser à l'individu
le temps de s'y accoutumer peu à peu.

Il engage, pour la même raison, à n'appliquer
ces bains que pendant quelques minutes, et à en
prolonger au plus la durée jusqu'à un quart d'heure. Un
bain court, mais souvent répété est reconnu produire
des effets infiniment meilleurs à tous égards.

Lorsqu'avec ces bains locaux on prend des bains
entiers, il en résulte un avantage bien plus prompt,
puisque le genre nerveux est fortifié et lubrifié dans
toutes ses parties.

Il est prudent d'augmenter peu à peu le froid du
bain, afin de ne point saisir le malade, et qu'en
y entrant la chaleur de l'eau soit à peu près égale à
celle du sang, c'est-à-dire depuis 27 jusqu'à 50
degrés.

Les bains locaux, je veux parler de ceux auxquels
on soumet les parties génitales, peuvent produire le
meilleur effet, parce que l'eau devenue froide d'après
le même procédé, agissant comme répercussif, non-
seulement empêche que le sang ne se porte abondamment sur ces parties, mais encore elle les fortifie.
Néanmoins on ne peut pas se promettre de faire

cesser des pollutions fréquentes, si l'on n'augmentait
la froidure de l'eau en y étendant de la neige ou
de la glace, ou un mélange de sel ammoniac, de nitre
et de vinaigre dans les proportions suivantes :

　Vinaigre., quatre cuillerées à bouche ;
　Sel de nitre, une demi-once ;
　Sel ammoniac ; idem ;

pour une bouteille et demie d'eau. On en jettera la
moitié d'un verre dans un bidet, ou bien une cuvette,
où l'on aura mis au moins deux pintes d'eau. J'obser-
verai que l'on ne doit encore ajouter ce mélange à l'eau
que lorsqu'on l'aura fait refroidir graduellement, et
même ce demi-verre doit être versé lentement. Comme
nous l'avons dit plus haut, on doit répéter ces bains
plusieurs fois dans le même jour. Il faut se servir
d'une éponge la plus fine possible : on l'imbibe bien
exactement, et on la place sur les parties jusqu'à ce
qu'elle se trouve presque sèche et chaude.

　Gottlieb Wogel conseille de se servir d'une serviette
pliée en six ou en huit doubles, ou enfin d'un arrosoir
qu'on élève à une certaine hauteur, et d'où on laisse
tomber l'eau sur la partie : il faut toujours la renou-
veler à chaque bain.

DE L'EXERCICE.

　A toutes les attentions que je viens de vous indiquer
dans la nature, le choix et la quantité des alimens, etc.,
il faut ajouter d'abord la précaution d'éviter les passa-
ges trop brusques du chaud au froid, l'humidité trop
long-temps prolongée, les courants d'air, les faire
vêtir convenablement, porter sur la peau une cami-
solle de laine, enfin leur faire prendre de l'exercice,
mais sans fatigue et surtout celui qui peut procurer
de la dissipation, celui du cheval, des fréquens

voyages, surtout dans les pays où la température
est douce et peu variable.

Il n'est personne qui ne sache, par sa propre expérience, que l'exercice rend robuste, et que la vie
trop sédentaire affaiblit : mais l'exercice le plus propre
à rétablir les personnes, c'est celui qu'oblige de prendre un voyage un peu long et fait à pied.

Il n'est point d'année que je n'ordonne pour tout
traitement de faire jusqu'à cent cinquante lieues dans
l'espace de vingt à vingt-cinq jours.

Un jeune homme des environs de Toulouse me
fut adressé, l'été dernier, par son père, assez riche
pour pouvoir mettre à sa disposition une superbe
voiture, de très-beaux chevaux, et beaucoup d'argent.
Ce jeune homme, âgé de vingt ans, s'était livré à la
masturbation avec excès ; aussi sa santé était-elle
considérablement délabrée : il digérait avec la plus
grande peine les mets les plus légers, et était très-
souvent quatre et cinq jours sans pouvoir aller à la
garde-robe ; heureusement qu'il n'existait encore chez
lui aucune lésion organique : il ne s'agissait plus que
de ranimer la force vitale devenue peu énergique,
de rétablir la transpiration presque nulle, et de rappeler l'estomac et l'intestin à leurs fonctions respectives. Les médecins qui l'avaient traité partagèrent
l'erreur dont j'ai déjà parlé, celle de n'admettre qu'un
genre de constipation ; aussi lui avaient-ils ordonné
un long usage de bouillons de veau, et beaucoup de
lavemens émolliens, que je lui fis abandonner pour
s'en tenir à deux verres d'eau fraîche pris à jeun ;
je lui conseillai surtout, comme le remède le plus
efficace dans sa position, de prendre le plus d'exercice
possible, et de se servir peu de sa voiture, même en
retournant dans sa famille.

Ce jeune homme resta un mois à Paris, où il
n'était jamais venu ; il s'y occupa à voir ce qu'il y
avait de plus curieux, et cela ne contribua pas peu
à commencer une guérison qui se trouva entièrement
achevée en arrivant chez lui ; parce qu'alors ses
digestions se faisaient très-bien : il suivit ponctuelle-
ment mes conseils en ne montant de temps à autre
dans sa voiture que pour se délasser.

J'ai appris, peu de temps après, qu'il continuait à jouir d'une excellente santé, et qu'il était sur le point de se marier.

Je pourrais citer un plus grand nombre d'exemples qui ne permettent point de douter de l'avantage qu'on peut retirer de l'exercice ; mais je crois que celui que je viens de rapporter suffit pour qu'il soit généralement apprécié.

CONVALESCENCE.

Lorsque dans le cours de la maladie qui accable le masturbateur, vous obtenez un succès réel avec les moyens que je viens de vous indiquer, vous aurez encore des précautions à prendre dans la convalescence, quand même tout se terminerait de la manière la plus prompte, la plus heureuse, lorsque tous les symptômes seraient disparus, il leur reste toujours une certaine impression, une sorte de débilité que vous reconnaîtrez à leur abattement, à la décoloration, à un certain degré de langueur, par les changemens variables du pouls, par la vivacité de certaines fonctions vitales, la faiblesse de quelques autres, souvent aussi par la facilité, la prédominance continue des organes de la génération, le retour plus ou moins rapproché de l'excrétion spermatique, à la moindre rechûte, à la plus petite récidive, vous reconnaîtrez de nouveaux incidens ; vous aurez beau avoir mis à contribution le temps, l'âge, le tempérament, la nature de la maladie, les méthodes curatives, le régime pour ramener les fonctions dans leur ordre, et leur rapport primitif et l'habituel de santé, la rechûte entraine souvent des maladies des yeux, de la poitrine, des douleurs de rhumatismes, d'autres fois la dispermatie et l'engorgement de quelques viscères. Ainsi donc l'état particulier du malade qui constitue sa convalescence, doit vous engager à y apporter la plus grande attention.

CONSEILS DE WILLAUME,

SUR LES MOYENS D'ARRÊTER LES PROGRÈS DE L'ONANISME.

Il serait certainement très à souhaiter, pour prévenir la propagation de ce vice, que les maîtres de pension pussent, ou ne pas se charger de tout enfant qui en est soupçonné, ou s'en débarrasser aussitôt qu'on a reconnu qu'il l'est; mais les expulser pour ce motif, ce serait à peu près comme si on ne les avait reçus que pour les dévouer à une perte certaine : ou ce serait comme si au lieu de remplir l'obligation sacrée d'en prendre soin, on les jetait sans miséricorde dans un précipice, d'où rien ne les pourrait plus tirer.

Les inspecteurs de semblables établissemens sont, sous ce point de vue, obligés à tous les soins; ils sont tenus de la même vigilance et des mêmes précautions pour écarter, reconnaître et guérir ce fléau, que s'ils étaient pères et mères de tous ces malheureux. Que dis-je, ils sont tenus à bien davantage, puisque la famille dont ils répondent est infiniment plus nombreuse, et que les ravages du mal, lorsqu'il pénètre, sont infiniment plus considérables.

« Lorsqu'il est amené pour la première fois un enfant, ils doivent employer tous les moyens imaginables de le sonder, de l'éprouver, de le voir venir.

L'état de sa santé est d'abord le livre qu'ils doivent consulter soigneusement : ses habitudes, ses penchans, ses gestes, leur apprendront ensuite plus amplement quel est au juste son état. Si on a lieu de le soupçonner du vice dont il est question, il faut recourir aux moyens les plus propres à s'en assurer en le lui faisant avouer s'il est possible ; ensuite il faut travailler avec promptitude à le guérir, mais surtout apporter les plus grands soins à ce qu'il ne gâte pas les autres.

« On doit d'abord faire en sorte qu'un tel sujet n'ait plus aucune communication avec ses camarades. Il n'est pas besoin de dire qu'il ne doit pas faire lit commun avec aucun autre, ni coucher dans une même chambre; il ne faut pas, pour son propre intérêt, le laisser demeurer trop long-temps dans les lieux où il peut se soustraire aux regards, ni souffrir qu'il s'y trouve, sous quelque prétexte que ce soit, avec un camarade.

« Il doit toujours y avoir de la lumière dans le lieu où les enfans couchent. Une seule lanterne suffit dans un appartement médiocre, deux et même trois doivent être employées, si l'appartement est très-vaste. Cette sage précaution peut prévenir des malheurs de bien des genres ; mais le plus grand avantage qui en résultera, consiste dans la surveillance que peuvent porter, au moyen de cette précaution, les maîtres ou inspecteurs. On a dit, il y a long-temps, que le vice était l'ami des ténèbres.

« Il ne faut pas tarder ensuite à ouvrir les yeux aux malheureuses victimes sur le gouffre dans lequel elles sont près de tomber ; une instruction ferme et vigoureuse eut, à ma connaissance, les plus grands effets dans une circonstance semblable. Taire et dissimuler n'est propre qu'à faire couver sous la cendre un feu qui bientôt causera un grand incendie.

« Dans les écoles où les enfans ne passent que le temps des leçons, les maîtres ont bien moins de moyens d'arriver à la destruction du mal : car ils n'ont que par momens leurs élèves sous les yeux ; à peine ont-ils le temps de gagner leur confiance, et ils ont bien moins celui qui serait nécessaire pour les observer avec une scrupuleuse exactitude.

Non, ce maître n'est véritablement responsable que de ce qui arrive dans sa classe. Je conviens que c'est déjà beaucoup ; mais il serait injuste de vouloir lui en demander davantage. Du moment où les enfans ont

le pied dans la rue, ne sont-ils pas dehors de sa surveillance ? On m'objectera que, si un maître remplit
bien toutes les parties de ses devoirs pendant qu'il
a les enfans sous les yeux, il saura encore les con-
tenir lorsqu'ils n'y seront plus. On pourra dire de plus
que, si les parens s'entendent bien avec les maîtres,
il n'arrivera rien que de bon et de convenable,
mais tout cela n'est qu'une suite de suppositions,
et des suppositions ne sont pas des sûretés.

« Lorsque les enfans sont dans la classe et pendant tout le temps qu'ils y doivent être, après qu'ils
en sont sortis, ou lorsqu'ils ont obtenu la permission
d'en sortir pour quelque motif que ce soit, toujours
doit-on singulièrement veiller à ce qu'ils ne puissent
ni se cacher ni s'enfermer nulle part. C'est un premier
inconvénient, et bien grand lorsque le bâtiment est
pratiqué de manière à ce qu'il y ait beaucoup de
réduits obscurs ; lorsque les lieux d'aisance sont tellement disposés, que plusieurs enfans non seulement
puissent, mais même *doivent* s'y trouver ensemble ;
lorsque l'abord desdits lieux est si obscur, qu'on
ne puisse voir qui y entre ou qui en sort. En général,
il y a toujours beaucoup moins à craindre lorsque
les écoliers soit dans la classe, soit dehors, parlent,
rient, crient, sautent, jouent, que lorsqu'ils sont
extrêmement tranquilles. Je suis toujours dans la
plus vive inquiétude sur ces excès de tranquillité.
C'est surtout alors que l'œil du maître doit redoubler
de vigilance.

« Même pendant les leçons et les heures qui y sont
consacrées, il n'arrive que trop que le délit se con-
somme. Le premier moyen d'y parer est que le maître
dispose son local de manière à voir ses élèves depuis
la tête jusqu'aux pieds. Je conviens que cela est difficile lorsque l'école est très-nombreuse, et impossible
même dans plusieurs circonstances ; mais je recommande au moins qu'on se rapproche, autant que
faire se pourra, d'un but si désirable. Les tables doivent être à jour par-dessous. Si l'on pratique des dos-
siers aux bancs, ils doivent consister en une simple
traverse, et il faut bien éviter qu'il y ait plusieurs
bancs les uns derrière les autres.

Aussitôt que le maître aperçoit les mouvemens qu'on a l'air de vouloir dérober, ou qu'on est très-tranquille, ou qu'on a les yeux fixés sans les avoir fixés sur lui, ou qu'on s'enfonce le nez dans son livre, ou qu'on fait autre chose comme pour se cacher, c'est alors, dis-je, que le maître doit concevoir des soupçons et s'alarmer. Il doit appeler celui qui se trouve dans ce cas. Si l'enfant pressé de questions ne sait que répondre, si ses traits sont décomposés, si ses yeux sont brillans ou abattus, alors il y a tout à parier qu'il s'est passé quelque chose de très-étranger à l'enseignement. Le maître doit sur-le-champ insister pour savoir la vérité au plus juste; et lorsqu'il a obtenu l'aveu, il doit mettre tout en œuvre pour opérer la guérison, car différer le moins du monde, en pareil cas, c'est risquer de tout perdre.

« Je le répète, du moment où on est sûr d'avoir des coupables, il faut les séquestrer de ceux qui ne le sont point; ce sont des monstres qu'il est nécessaire de rejeter hors de la classe dans laquelle les avait placés la nature. Leur visage abattu, blême, triste, hideux, avertit le genre humain de se séparer d'eux. Néanmoins, pour éviter le scandale, tout ce qui est relatif à ce délit doit se passer dans le secret, et jamais dans l'école. On peut cependant se permettre de traiter ensemble tous ceux qui ont besoin de l'être, mais en continuant d'exercer sur eux la surveillance la plus active; par exemple, je recommanderai toujours que la plus grande modération préside au traitement.

« Revenus dans la classe, les coupables doivent être placés par le maître très-près de lui; et pour occuper sans cesse leur ennui, celui-ci doit leur donner beaucoup à écrire. »

Willaume recommande également, et en cela il est encore de l'avis de tous les médecins, de ne point faire coucher sur des lits de plume les jeunes gens sujets aux pollutions nocturnes. On sait que l'aorte descendante est appuyée sur les vertèbres lombaires; aussi, lorsqu'on est couché sur le dos et dans un lit où l'on éprouve une grande chaleur, le sang se raréfie et donne lieu au gonflement de toutes les ramifications artérielles qu'elle fournit, tant au diaphragme et aux différentes parties du tronc qui se trouvent placées au-dessous de ce corps membraneux, qu'aux extrémités inférieures dans tous les individus ; de là les érections fréquentes (1) ; de là les pertes de matière visqueuse ou gluante qui ont lieu par le canal de l'urètre, et dont se plaignent les personnes qui reposent trop mollement. Cette manière d'être favorise encore singulièrement les pertes de la matière séminale chez les individus qui ont contracté l'habitude de se masturber, et qui lisent des livres obscènes.

Il ne faut donc jamais coucher sur la plume. Je conseille assez souvent de dormir sur un sommier de crin placé sur une paillasse ; et l'on ne tarde pas à s'en trouver beaucoup mieux. Le même moyen m'a souvent été d'un grand secours pour terminer chez quelques malades des écoulemens opiniâtres survenus à la suite des excès de l'onanisme.

---

(1) C'est l'artère iliaque interne qui envoie des rameaux aux parties génitales ; elle en envoie aussi au rectum, à l'anus et à la vessie.

LETTRE VIII.

Des plaisirs solitaires et des suites de leurs abus chez les Femmes.

Si la nature, en rapprochant les sexes par l'attrait particulier des sensations agréables, a destiné l'homme et la femme à remplir une fonction dont l'exercice est absolument nécessaire à la propagation et à la conservation de l'espèce ; comme elle n'a rien fait pour empêcher le besoin d'y satisfaire lorsque les individus sont arrivés à l'époque de la puberté, l'un et l'autre y sont donc également soumis. Les désirs qu'elle leur suscite après son entier développement, ce sentiment intérieur qui se manifeste à la vue de l'objet qui doit les partager, la peine concentrée, l'anxiété visible lorsqu'il est refusé, ou lorsqu'il survient le plus petit obstacle ; tout se réunit pour les forcer d'obéir à ce penchant très-naturel auquel ils demeurent assujétis d'après les lois de la création ; c'est pourquoi il n'en est guère de plus impérieux et dont le besoin, lorsqu'il se fait sentir, sans être provoqué, soit plus difficile à vaincre.

Après vous avoir développé les dangers de la provocation des plaisirs vénériens avant le terme fixé par la nature chez les hommes, je vais vous exposer brièvement tous ceux qu'on a coutume d'observer dans les jeunes filles adolescentes, avant comme après leur masturbation, et pendant tout le temps qu'elles sont nubiles.

C'est ici, Monsieur, que le médecin philosophe a
besoin de toute sa sagacité non-seulement pour connaître la prédisposition au désir de satisfaire une passion qui commence à naître, mais encore à diminuer,
lorsqu'il ne peut pas les guérir, toutes les affections
provoquées par un mal dont on ne veut jamais rien
avouer.

L'histoire nous rapporte comment Erasistrate, après
avoir pu découvrir le mal qui menaçait le fils de
Séleucus, sut, en l'employant avec une bien grande
adresse, apporter le seul remède convenable à la
maladie du jeune homme.

Galien raconte aussi qu'il découvrit par une semblable observation l'amour d'une Dame Romaine pour
le comédien Pylade, et si nous parcourions les annales
de médecine, nous trouverions un très grand nombre
d'exemples du même genre.

Quoi qu'il en soit, nous allons examiner les effets
particuliers de l'onanisme chez les femmes, sur
l'estomac, sur les mamelles, et enfin sur l'utérus
(la matrice) et les nerfs; leur influence y est tellement marquée et ses signes lorsqu'ils se manifestent
sont si évidens, qu'il est impossible de ne pas les
reconnaître surtout chez les jeunes personnes et chez
certaines femmes lassives.

DE L'ESTOMAC.

L'estomac n'est pas seulement ici l'organe principal
de la digestion, il doit être encore considéré comme un
centre de sensibilité, et la base sur laquelle paraissent
appuyées les forces vitales; il suffit pour le prouver
de voir que les nerfs principaux de l'estomac sont
fournis par la huitième paire, qu'il en reçoit du grand
sympathique par le plexus cardiaque; c'est pourquoi
la langue, le larinx, le pharinx, toute la partie
postérieure du col, le cœur, les gros vaisseaux, les

poumons ; l'œsophage , le foie , la rate , reçoivent aussi des filets nerveux plus ou moins visibles de la huitième paire , et qui , joints à ceux que l'estomac reçoit du plexus cardiaque, établit des communications entre lui et toutes les autres parties du corps : ainsi il fournit à toutes les parties , et reçoit de chacune d'elles.

Toutes les passions, et surtout lorsqu'elles sont portées à l'excès , agissent sur l'estomac par une impression d'autant plus marquée que ce sont elles qui produisent, sur les femmes, les plaisirs et les peines ; c'est à ce centre que viennent toujours aboutir tous les mouvemens de concentration et d'expension ; le plus ordinairement il est chez elles doué d'une sensibilité si grande , que d'après ses fonctions et sa sympathie avec les autres organes , et toutes les parties du corps , il ne peut pas manquer de développer sur elles des affections graves, et porter le trouble dans l'individu tout entier.

Parmi ces affections il en est une entre autres qui se manifeste par une douleur extrêmement violente dans la région épigastrique un peu au-dessous des deux mamelles , avec serrement et déchirement si atroces , que celle qui l'éprouve se croit à chaque instant sur le point d'expirer; quoique vive , la douleur assez souvent ne trouble pas d'une manière bien visible les fonctions de la vie; mais si après quelques abus commis par suite d'onanisme elle se prolonge , le visage pâlit, il survient frisson, horripilation, vomissemens forcés , les muscles des membres roidissent , la malade perd connaissance, la déglution est impossible , toute espèce d'évacuation se supprime , ou devient involontaire , les convulsions violentes poussées à la dernière extrémité peuvent faire périr sur le champ : tout dépend de la durée des paroxismes et de leur alternative plus ou moins rapprochées.

Dans cet état la peau est constamment sèche, l'urine claire et limpide, la constipation opiniâtre , les lavemens ne font rendre que des matières dures, noirâtres et pour ainsi-dire brûlées les femmes les plus patientes deviennent singulièrement irascibles , inquiètes , sans le moindre appétit, sans aucune énergie, très-sensibles au froid, leur pouls devient petit, elles maigrissent à vue d'œil, leur figure devient livide et d'une pâleur extrême.

Le spasme de l'estomac entraîne bientôt celui de toutes les autres parties du corps, toutes les sécrétions sont interrompues, la nutrition n'a plus lieu, ou se fait très-mal, les évacuations se suppriment, tous les muscles des jambes et des cuisses cessent instantanément leurs fonctions, et les mouvemens circulatoires s'exécutent avec la plus grande difficulté, enfin les rapports entre l'organe cérébral, et les autres parties finissent par être interceptées : cependant il n'existe pas le plus petit mouvement de fièvre.

Les causes les plus ordinaires des affections de l'estomac dont nous venons de parler, sont les abus commis dans la recherche des plaisirs solitaires, les chagrins violents par suite d'un amour contrarié, le veuvage avec une constitution sensible, mélancolique, les boissons trop fraîches, glacées, les mouvemens de colère portés à l'excès, les contrariétés de toutes espèces, l'exaltation produite par suite de privations et de la résistance aux vues de la nature, par le jeûne, porté à son dernier période d'observance rigoureuse, comme préservatif des idées lubriques et obscènes.

C'est pourquoi si vous ajoutez encore à tout ce qui vient d'être dit, le ptyalisme, ou crachotement involontaire, une petite toux nerveuse plus ou moins fréquente, les nausées avec des anxiétés gastriques, des vomissements pour la moindre cause, la perte complète de l'appétit ou bien un dégoût prononcé avec de la bizarrerie pour certains alimens fortement épicés, pour le sel, le charbon, les acides à haute dose, tout ceci ne pouvant provenir que d'une altération plus ou moins grande dans la constitution déterminée par les abus solitaires, quelquefois assez mal partagés, ou bien encore beaucoup plus mal satisfaits, toutes ces affections devront exiger un traitement particulier et qui sera varié suivant la nature de la cause qui a pu les déterminer ; mais dans le cas des affections de l'estomac, qui viennent d'être ci-dessus mentionnées, ce n'est que par contre-coup que la plus grande partie des femmes sont et doivent être attaquées de flueurs blanches, que l'on désigne aussi sous le nom de *leucorrhée* ; presque toujours ces flueurs blanches sont l'indice le plus certain des abus dans les plaisirs vénériens de toute espèce, souvent aussi elles proviennent des affections tristes, prolongées, et de tout ce qui est susceptible de déranger les fonctions habituelles de l'estomac, lorsqu'elles ont lieu d'après des attouchemens trop souvent répétés ; il serait assez souvent dangereux de les arrêter brusquement par les lotions ou des injections astringentes, car leur suppression occasionne de grandes démangeaisons à la vulve, dans son pourtour, et qui s'étendent même jusqu'au milieu des cuisses.

Pour les traiter avec espoir de réussite, il faut d'abord obtenir la cessation complète de tout ce qui a pu les provoquer, adopter la laine sous les vêtemens, habiter lorsqu'on le peut la campagne, afin d'y faire de l'exercice sans fatigue, y éviter les fraîcheurs des soirées, suivre un bon régime connu fortifiant, auquel il faut joindre les amers, les légers spiritueux aromatiques ; aux jeunes filles, on donnera un peu d'élixir de garus, quelques cuillerées de vin de Columbo, si leurs digestions sont pénibles et laborieuses ; enfin pour peu qu'elles soient irritables et portées à rester sédentaires par suite d'épuisement, d'après les habitudes quelquefois désordonnées, auxquelles elles se livrent nuit et jour, on les forcera au mouvement par tous les moyens disponibles.

DES MAMELLES.

Si le système de la génération, chez les femmes, se compose d'un certain nombre d'organes placés sur différents points de leur individu, ils n'en sont pas moins dépendans les uns des autres par une sympathie aussi intime qu'elle est nécessaire, pour parvenir à compléter la fonction commune en donnant l'existence à un nouvel être.

Comme dans le moment de l'union des deux sexes, tous les organes de la génération ne sont pas en même temps frappés et tous à la fois par le même stimulant, comme dans l'acte d'une copulation fécondante, ils ne reçoivent pas tous un ébranlement égal, alors chez les uns on voit qu'il est plus impétueux, très-peu durable, et que son excitement s'éteint avec l'organe qui l'a fait naître, c'est ce que prouvent les organes ou instruments de prélude et d'introduction, enfin c'est tout ce qui constitue le coït, ou l'acte même de la copulation ; chez les autres ce même stimulant agit plus intimement, et beaucoup plus long-temps, il se propage et se maintient pendant la gestation, pour servir à la nutrition, et à l'accroissement du produit de la conception.

Telles sont les mamelles : ces deux corps glanduleux, placés symétriquement à la partie antérieure de la poitrine, sur un point apparent et élevé, figurés en demi-globes ; recouverts de la peau dont la blancheur et la finesse surpassent celle de la plupart des autres parties du corps, à leur centre, un mamelon dont la couleur et l'attitude varie suivant l'âge et l'impression du plaisir, elles diffèrent suivant leurs divers états, les âges, les sympathies, et les fonctions qu'elles doivent remplir.

Dès la plus tendre enfance, et même à la naissance, la glande existe, mais elle n'a encore que la vie de nutrition, sans sympathie particulière, elle n'offre pour ainsi dire que les premiers élémens qui doivent servir à la constituer par la suite, lors de la puberté.

Dans l'adolescence, tous les organes qui doivent composer le système de la génération sont dans l'attente de l'acte reproductif ; cette seconde époque se lie à la première par des nuances bien ménagées, et insensibles dans l'ordre physique, comme dans l'ordre moral : la nature toute entière à la nutrition et à l'accroissement de l'individu, va bientôt s'occuper de l'espèce, elle s'y dispose de loin, les organes vers lesquels elle se détermine s'ébranlent, se développent, l'utérus (la matrice) centre d'action établit ses sympathies, les mamelles s'agrandissent et présentent à la fois cette grande idée de la nature, *l'idée du beau et de l'utile.*

Plus tard une nouvelle action se dispose, elle n'a pas, comme nous venons de le dire, le seul développement des parties pour objet, mais elle a pour but une fonction ultérieure beaucoup plus importante ; l'orgasme du plaisir a déjà pénétré jusque dans les parties les plus reculées du système, déjà les organes extérieurs ont cessé de sentir l'utérus, l'organe principal de la reproduction a reçu et conservé en grande partie le stimulant qu'il doit avoir pour la nutrition du fœtus; les mamelles, qui n'ont pour ainsi dire reçu qu'une irritation, prennent de l'accroissement et durcissent, la glande commence à sécréter le lait, mais moins abondant qu'il ne doit le devenir, mais aussi un peu plus séreux.

Dans la vieillesse toute tonicité abandonne les mamelles, on n'aperçoit plus que les traces des mamelons; les lobules glanduleux se flétrissent, tout ce qui les compose s'atrophie, et en un mot tout l'organe a disparu avec le temps.

Il existe des exemples ou l'irritation du mamelon chez les jeunes filles par des succions plus ou moins long-temps continuées, a dû provoquer isolément l'action de l'utérus, l'énergie des mamelles et appeler leur sécrétion ; on sait aussi que le défaut ou l'absence du stimulant de l'utérus, pour la menstruation, détermine la sécrétion laiteuse chez les femmes, lorsqu'elles ne sont pas réglées, ce qui prouve la sympathie de l'un avec les autres.

Ainsi quoique composées des mêmes élémens organiques, quoique conservant la forme générale de l'espèce, les filles diffèrent essentiellement des jeunes gens, non-seulement par les mamelles, mais encore par les organes génitaux, la conformation, les proportions, la stature, mais encore par la nature des solides et des fluides, par les forces vitales, le mode

des fonctions, et surtout par les fréquents changemens
qui s'opèrent dans quelques uns de leurs organes qui
influent d'une manière plus ou moins remarquable
sur tout leur corps et même sur leur tempérament,
sur leur constitution primitive.

Dans l'âge de la fécondité, c'est-à-dire depuis quatorze
jusqu'à près de cinquante ans, les femmes éprouvent
régulièrement tous les mois, par les organes de la génération, un écoulement de sang qui dure depuis trois
jusqu'à six et quelquefois neuf jours, et dont la
quantité varie depuis cinq à dix onces ; mais cette excrétion menstruelle est précédée, accompagnée, et
suivie de différens phénomènes remarquables, que
l'excitation intempestive trouble presque toujours
lorsqu'elle ne détermine pas l'aménorrhée complète.

Comme à chaque période de la menstruction, l'utérus
acquiert un peu plus de volume, plus de sensibilité ;
comme il s'y fait un nouveau mode de circulation, de
perspiration, les vaisseaux sanguins qui s'y ramifient
deviennent plus apparents, et leurs réseaux capillaires
ayant plus d'action, il faut donc craindre d'y produire
le moindre changement.

Alors les mamelles devenant plus fermes, plus vo-
lumineuses en même temps, comme elles sont plus
sensibles, le mamelon est plus saillant, l'auréole plus
colorée, tous les vaisseaux plus remplis, mais l'organe
qui en est cause étant terminé tout cesse ; cependant
les autres organes participent aussi à cet état de sensibilité ; ils deviennent plus susceptibles des diverses
impressions, leurs fonctions s'exercent moins bien
pendant le cours des menstrues, ordinairement c'est
par une transpiration ou des urines abondantes qu'à
la fin de l'excrétion menstruelle (les règles), que les
filles et les femmes recouvrent leur état ordinaire et
habituel, c'est le contraire avec les habitudes de la
masturbation portées à l'excès.

Si nous avons appuyé sur la description des tristes
résultats de l'excitation des organes génitaux par les
mamelles, c'est parce que dans les habitudes de la
vie, celles-ci se trouvent plus à portée que les autres
à subir des impressions dont la dégénérescence est

tellement à craindre et si redoutables par les squirrhes, les cancers et d'autres ulcérations de ce genre, qu'il est inouï de compromettre le reste de son existence pour des jouissances pareilles.

DE L'UTÉRUS (ou MATRICE.)

Si l'on désigne sous le nom d'hystérie, cette affection particulière de l'utérus provoquée par le besoin irrésistible de satisfaire à l'acte de la copulation chez les femmes, puis qu'on ne la voit guère cesser qu'après avoir été fécondées, comment voudrait-on, d'après nos mœurs, nos habitudes et les lois qui régissent la société, qu'une fille puisse se jeter à la tête du premier venu pour se satisfaire. Car sans vouloir innover ou fronder, nous pouvons dire comme médecin, qu'est-ce que la société en pareille circonstance ? si ce n'est une exception presque continuelle aux lois générales de la nature, car si on les contrarie par une passion, par une menstruation difficile, par l'abus des jouissances même permises, ou par l'excitation réitérée de celles qui sont défendues, par la continence chez une femme ardente, fortement constituée. Chez les filles célibataires et d'un certain âge...., on remarque alors des alternatives de rougeur et de pâleur au visage, des lassitudes, des éructations, des flatuosités, des borborygmes, des baillemens, des ris, des pleurs et des sanglots involontaires, la sensation d'une boule qui se meut en différens sens dans l'hypogastre, pour se porter à l'estomac, et de là monter insensiblement jusqu'au larinx, où elle occasionne un resserrement spasmodique de la gorge, et de là suffocation plus ou moins fortement prononcée ; enfin des convulsions qui souvent ressemblent à l'épilepsie, car elles sont accompagnées d'une émission fréquente, rapide et quelquefois involontaire de l'urine.

Tels sont le plus ordinairement les principaux symptômes de l'hystérie, maladie particulière aux femmes
qui abusent des plaisirs vénériens, comme elle peut
arriver aussi à des vieilles filles qui conservent encore
de vives émotions dans l'âme, ou bien une trop grande
irritabilité nerveuse ; elle consiste dans une sensibilité
extrême de l'utérus (matrice), dont l'action commu-
niquée aux viscères de l'abdomen, et à tous les nerfs
produit le spasme, et même la convulsion (attaques de
nerfs).

Toutes les jeunes filles d'une constitution ardente,
les blondes principalement, les jeunes veuves, et plus
particulièrement les femmes oisives et sédentaires,
qui pour apaiser les désirs qui les poursuivent nuit
et jour, ont recours à la masturbation, sont sujettes
à l'hystérie : elles peuvent même la transmettre aux
enfans de leur sexe.

Il est démontré que toutes les affections hystériques
sont beaucoup plus communes dans les villes que dans
les campagnes, que la vie molle, oisive, et inoccupée
que les femmes y mènent, que la lecture des livres
érotiques, les spectacles grands et petits, où les passions sont toujours représentées sous un aspect plus
ou moins séduisant, sont plus que suffisants pour développer dans le cœur d'une jeune personne le sentiment de l'amour, et pour l'enchaînement de l'imagination avec les organes génitaux, déterminer sur
ceux-ci une irritation assez forte, pour donner lieu
à ces anomalies nerveuses chez les filles qui y ont
déjà le plus souvent des dispositions héréditaires, ou
qui les provoquent elles-mêmes en se masturbant.

On ne saurait donc apporter trop d'attention à leur
éducation première et jusqu'à l'âge de puberté, où
souvent cette maladie se déclare pour peu qu'elles
connaissent les jouissances solitaires de l'onanisme ;
c'est en les écartant autant qu'il est possible des
objets qui peuvent causer ces désordres dans leur
imagination ; c'est par les promenades faites avec
des personnes de leur sexe, beaucoup d'exercice à
pied, avec la lecture d'ouvrages qui leur peignent
plutôt les devoirs et les douceurs d'une mère de

famille, que les plaisirs et les illusions passagères
de l'amour ; enfin dès qu'elles sont nubiles et formées
si elles ont un penchant décidé pour quelqu'un, les
unir avec l'objet désiré tels sont en général les moyens
de prévenir et de modérer le développement des dispositions hystériques chez les jeunes personnes.

Il faut encore bien observer que les évacuations
menstruelles se fassent périodiquement et régulièrement, car leur dérangement influe beaucoup sur la
production des maladies de l'utérus (matrice), celles
qui sont la suite de la mélancolie, toutes les hypochon-
driaques, chez les filles hystériques, sont causées par
des passions violentes, alors tout ce qui est remède
pharmaceutique devient absolument inutile, l'amour
ne se traite pas avec des substances médicamenteuses,
peut-être on pourrait bien encore par leur moyen,
combattre quelques uns des symptômes ; mais l'affec-
ion primitive, jamais, ainsi il est inutile de
chercher à y remédier avec les toniques et les antis-
pasmodiques, dans tout ce qui tient à l'amour ; principalement tout devient nul et sans effet par les
drogues.

C'est alors que le médecin doit exercer toute sa
science, et mettre en œuvre toute sa perspicacité,
pour connaître et guérir la source d'un mal que les
malades cherchent le plus souvent à dissimuler, et
qu'elles s'efforcent toujours de cacher par tous les
moyens disponibles ; mais si la fureur utérine, ou la
nymphomanie, vient à se déclarer, il devient impossible d'en prévoir le terme, car cette irritation
nerveuse des organes génitaux, chez les femmes,
parcourt ordinairement trois périodes, le plus souvent
incurables.

Dans le premier les femmes sont continuellement
obsédées par des objets aussi lascifs qu'ils sont obscènes ; elles deviennent tristes, inquiètes, taciturnes,
elles recherchent la solitude, elles perdent le sommeil,
l'appétit, elles se débattent intérieurement entre les
sentimens de pudeur et les désirs effrénés.

Dans le second elles s'abandonnent en quelque sorte
à leurs penchans voluptueux ; plus de combats pour

les premiers ; elles oublient toutes règles de pudeur
et de bienséance ; elles ont recours aux regards, aux
propos agaçans, les sollicitations, les instances avec
le premier venu ; à son approche leurs gestes sont
pleins d'indécence, elles s'efforcent de se jeter dans
ses bras ; s'il résiste et pour peu qu'il cherche à se
défendre, elles menacent, s'emportent et entrent dans
un état de fureur difficile à décrire.

Dans le troisième, l'aliénation mentale devient complette ; elles se livrent sans sujet à des obscénités dé-
goûtantes, continuellement tourmentées par une espèce de fureur aveugle, elles ont un désir de frapper,
de déchirer, elles sont dans un état de chaleur âcre
et brûlante, quoique sans fièvre : enfin elles éprouvent
tous les symptômes de l'état maniaque le plus violent
qui peut les faire périr en très peu de temps.

LES NERFS.

Les affections généralement connues sous la déno-
mination d'*attaques de nerfs*, et tous les mouvemens
qui en dépendent sont très-communs chez les femmes ;
ils sont l'effet d'une disposition particulière, telle
que par suite d'une cause morale ou physique, plus
ou moins active, les personnes qui y sont sujettes
tombent subitement dans un état de spasme convulsif
rarement dangereux, mais presque toujours suivi
d'un sentiment pénible de lassitude, avec étonnement
plus ou moins marqué, suivant la durée et l'intensité
de l'accès ; dans ce cas il suffit de mettre la femme
à son aise, de la coucher de manière à ne pas se faire
mal lorsqu'elle s'agite, lui donner de l'air, et lui
administrer en même temps quelques cuillerées à
bouche d'eau sucrée avec addition de celle de cologne,
ou de mélisse, à petite dose et surtout éviter de retenir
les mouvemens qu'elle fait ; car faibles ou fortes, il
devient impossible de leur résister, et les efforts qu'elles

sont obligées de faire, les rend beaucoup plus malades qu'elles ne devraient l'être lorsqu'elles sont revenues à leur état naturel, et dont elles ne sont sorties que par des abus vénériens, ou après en avoir éprouvé des désirs excessifs et long-temps prolongés.

TRAITEMENT.

Pour le traitement à suivre dans toutes les circonstances qui viennent d'être rapportées, on doit le varier en raison de l'intensité des accès, les excitans à l'extérieur, tels que l'ammoniaque, l'éther, les odeurs fétides respirées, les frictions avec l'eau de cologne, mêlée avec l'eau de rivière, les lavemens composés avec deux gros de valériane, et la solution d'un gros d'asa fatida, les infusions de tilleul, de chèvre-feuille, de feuilles d'orangers, associés au sirop de valériane, ou d'œillets, sont d'excellents moyens qui, employés à propos, peuvent produire d'excellents effets; mais ce qu'il y a de mieux à faire, c'est de chercher à prévenir les retours, en éloignant les causes qui ont pû les déterminer. Pour cela c'est d'abord de mettre fin à toutes les mauvaises habitudes, d'éviter les lectures érotiques, fuir les spectacles et toutes les sociétés susceptibles d'exalter l'imagination; on recherchera au contraire les distractions agréables, on fera de l'exercice à pied, en voiture et même à cheval; on s'occupera de choses qui soient à même de pouvoir fixer l'esprit sans se fatiguer; on cherchera à rétablir les évacuations supprimées ou suspendues; on aura recours au mariage pour les veuves, et surtout pour les jeunes personnes qui seraient d'une constitution ardente et robuste: il est bon encore d'observer que c'est bien moins dans l'abus, que dans l'usage modéré de la copulation, que toutes les femmes, ou les filles, dans les maladies nerveuses, pourront obtenir de véritables moyens de guérison.

EXPLICATION

De quelques termes qui se trouvent dans cet ouvrage.

APOPLEXIE.

Maladie qui prive subitement le malade de tout mouvement volontaire et de l'exercice des sens, tant internes qu'externes.

ATONIE.

On entend par *atonie* la faiblesse ou le relâchement des fibres.

ÉPILEPSIE.

Convulsion irrégulière de tout le corps ou de quelques-unes de ses parties, particulièrement de la mâchoire inférieure, qui saisit subitement et fait tomber le malade, avec lésion des sens internes et externes, écume à la bouche, ronflement, oppression, écoulement involontaire d'urine, d'excrémens, et même de l'humeur séminale, et qui revient par accès de temps en temps.

LÉTHARGIE.

La *léthargie* est un sommeil profond et continuel d'où les malades ne sortent presque point : s'il arrive qu'ils s'éveillent et qu'on leur parle, ils répondent, mais comme les personnes qu'on réveille brusquement au milieu d'un sommeil profond et tranquille ; ils ne savent ce qu'ils disent ; ils oublient ce qu'ils ont dit, et retombent promptement dans leur premier état. Les uns demanderont le pot de chambre, le prendront dans leur main, oublieront de s'en servir, et s'endormiront. Si l'envie de bâiller prend à d'autres, ils oublieront de fermer la bouche.

MINORATIFS.

On entend par ce mot tout purgatif doux.

PARALYSIE.

On entend par *paralysie* une privation ou diminution considérable du sentiment et du mouvement volontaire ou de l'un des deux, en conséquence du relâchement des parties nerveuses et musculeuses, suivi quelquefois d'atrophie (amaigrissement et consomption de tout le corps ou de quelques-uns de ses membres), de débilité du pouls, et d'autres symptômes. La paralysie qui occupe tout un côté du corps s'appelle *hémyplégie* ; celle qui succède à l'apoplexie et qui attaque tout le corps se nomme proprement *paraplégie* ou *paraplexie*.

PUSTULES.

On donne ce nom à toutes sortes de petites tumeurs qui s'élèvent sur la peau, soit qu'elles soient ulcérées ou non : telles sont les pustules de la petite-vérole, de la rougeole, de la gale, etc.

SOMMITÉS.

On entend par ce mot la partie supérieure de la plante.

VISQUEUX.

Synonyme de gluant.

POLLUTIONS.

On entend par *pollutions* les pertes que l'on éprouve par la verge, soit pendant le sommeil, soit par l'effet de la masturbation. On dit indifféremment, se polluer, se masturber, ou se livrer à l'onanisme.

Noms des auteurs cités dans cet ouvrage.

Bertrand.

Campe.

Celse.

Franck.

Gottlieb Wogel.

Lomnius.

Stehelin.

Salmuth.

Tissot.

Van-Swieten.

Willaume.

Zimmermann.

FIN.

TABLE DES MATIÈRES.

FIN DE LA TABLE.

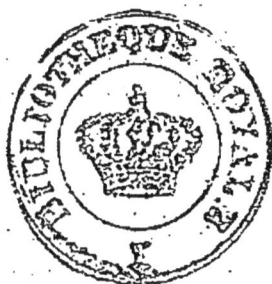

Vitry-le-François, Imprimerie de Farochon.